# 신약의 탄생

# 신약의 탄생

윤태진 지음

**신약은 어떻게 암, 알츠하이머병, 노화, 감염병에 도전하는가?**

바다출판사

· 일러두기

본 개정증보판은 2020년 출간된 초판에 1-6장, 1-7장, 1-8장을 추가해 최신 신약 개발의
흐름을 보강하였습니다.

# 목차

들어가며

나는 평생 자연과학 현상에 대해서 연구하고 논문을 쓰며 살아가
는 삶을 꿈꿔왔지만, 어느 순간 대학을 떠나 제약회사에서 새로
운 출발을 하게 되었고, 더 이상 논문을 쓸 필요가 없는 상황이 되
었다. 그렇다고 논문을 읽고 정리하며 조금 더 다양한 분야에 대
해서 이해하고 싶은 욕망이 사라지지는 않았다. 특히 기업에서
신약을 개발하는 과정은 전에는 생각하지 못했던 다양한 분야가
종합된 '자연과학의 오케스트라'였다.

　학사에서는 화학을, 석사에서는 물리화학을, 박사에서는 생화
학을, 박사후과정에서는 면역을 연구했다. 이런 이유로 나는 누구
보다 다양한 분야에서 연구해본 경험을 가진다고 생각했다. 하지
만 제약회사에서 연구 진행 전략을 마련하고 프로젝트를 개발하
기 위해서는 보다 넓은 분야에 대해 어느 수준 이상의 이해를 갖
추고 있어야 한다는 생각이 들었다. 그때쯤 일정 기간마다 마감

이라는 시간적 제약 때문에 스스로 게으름 피울 수 없게 되는 환경을 만들어야겠다고 생각했다.

한겨레 온라인 과학 웹진 〈사이언스온〉에 글을 보내기 시작한 것이 2017년 4월이니 글을 쓴 지 햇수로 4년이 되었다. 그동안 휴가와 연휴, 주말의 80퍼센트 이상은 공부와 글쓰기에 할애했다. 대학에서는 초임교수들이 종종 전문 분야가 아닌 조금은 낯선 분야의 강의를 맡기도 한다. 학기를 마치고 나면 그 분야에 대해 가장 많이 공부하고 이해가 넓어지는 사람이 학생이 아닌 자신인 경우가 많다. 신약 개발의 최신 흐름에 대해 연재를 하면서 그와 같은 경험을 했다. 개인적으로 이것만으로도 만족스러운 경험이었다.

하지만 이것이 내가 이 글을 쓰게 된 유일한 동기는 아니다. 나의 인생 모토는 '건강하게 살자'이다. 더 구체적으로 내가 생각하는 '건강한 삶'이란 세 가지로 몸, 마음, 사회의 건강을 위해 사는 삶이다. 특히 나는 내가 속한 사회의 건강을 위해 무언가 하고 싶다는 마음을 가지고 있었다. 이것이 연재하던 글을 묶어 책으로 내자는 제안을 흔쾌히 받아들인 이유였다. 내가 학자로서 자연과학의 한 분야에 대해 넓고 깊게 이해할 수 있었던 건 사회부터 받은 혜택이니 어떤 방식으로든 내가 속한 사회에 돌려주고 싶었다.

이 책은 신약 개발에서 일어나고 있는 혁신들을 거시적 맥락에서 살펴보면서 현재 신약이 어디까지 왔고, 그 한계는 무엇이며, 어디로 향하고 있는지를 이야기한다. 제1장에서는 프로탁, 범용

CAR-T, 트림어웨이, 장내미생물의 가능성 등 신약 개발의 미래를 가늠해볼 수 있는 신약 개발의 중요한 변화들을 살펴본다. 다음으로 제2장에서는 인류를 위협하는 암, 알츠하이머병, 그리고 류머티스 관절염, 탈모, 제1형 당뇨병 등 자가면역질환에 도전하고 있는 신약 치료제가 현재 어디까지 왔는지 살펴본다. 제3장에서는 인류에게 남은 마지막 숙제, 노화에 대해 신약 연구가 어디까지 진행되었는지 살피고, 제4장에서는 앞에서 살펴본 근거들을 통해 더 건강한 삶을 위해 취해야 할 우리의 자세에 대해서 이야기한다.

언론에서는 매일 같이 100세 시대를 이야기하며 암, 알츠하이머병, 노화에 대한 엄청나게 많은 정보를 쏟아내고 있다. 여기에는 진실도 있기는 하지만, 늘 그렇듯 가짜 정보들이 혼재되어 있다. 누구에게나 익숙한 식품을 먹고 암을 고쳤다는 일화가 방송되기도 하고, 알츠하이머병을 예방한다는 광고, 면역계를 강화해 감염병을 치료할 수 있다는 등의 광고도 심심치 않게 찾아볼 수 있다. 현재 많은 발전을 이룬 항암제가 어떻게 작동하는지, 왜 아직 알츠하이머병을 치료할 수 있는 약이 없는지 간단한 정보만으로도 이런 거짓된 정보를 가려낼 수 있지만, 빠르게 변화하는 정보의 홍수 속에서 그리고 급박한 상황 속에서 전문 지식이 충분하지 않은 일반인이 이를 알아차린다는 것은 쉬운 일이 아니다. 이 혼란스러운 상황 속에서 이 책이 독자 여러분의 궁금증을 조금이나마 해소하는 해독제 역할을 할 수 있기를 바란다.

나는 할아버지의 영향으로 대학에 진학하면서 자연과학을 전공으로 선택했다. 중학교 때 일이다. 본인은 평생을 배우고 가르친 것이 응용 화학인데, 순수 화학을 공부해보는 것은 어떠냐고 물으셨다. 그 무렵 할아버지께서 만들고 계셨던 이과학대사전을 형과 함께 교정을 보았다. 활자로 찍혀 있는 원고 위에 투명한 종이가 붙어 있었고, 우리는 그 내용을 틈틈이 읽으면서 오자를 수정했다. 그 방대한 작업이 마무리되기 전에 할아버지는 돌아가셨고, 이과학대사전은 출간되지 못했다. 이 책은 할아버지의 진심 어린 조언에 대한 감사와 출간되지 못했던 이과학대사전에 대한 아쉬운 기억을 대신하기 위한 손자의 노력이었다고 할아버지께 전하고 싶다.

# 신약 개발 현장의 최전선에서

**대학 소속으로 신약에 관한 연구를 하시다가 현재는 기업에서 신약 개발 연구를 경험하고 사업 개발을 진행하고 계십니다. 신약 개발과 관련해 순수 연구 기관과 기업 연구의 결정적인 차이는 무엇이고, 어떻게 다른가요?**

기업 연구는 무엇보다도 제품의 출시를 목표로 합니다. 최종적으로 효능은 높고 독성이 낮은 약물 개발을 항상 고려합니다. 반면 대학 연구는 새로운 사실들을 발견하고 그것을 논문으로 출판하는 데 초점을 맞춥니다. 개인적인 생각이지만, 이런 이유로 후자는 오류에 조금 더 관대할 수 있지 않을까 생각합니다. 동료심사를 거쳐 논문이 출판되지만, 분명 검증의 한계가 있고, 설령 결과나 해석에 오류가 있더라도 또 다른 논문으로 해당 오류를 보강할 수 있는 여지가 있습니다. 반면 기업에서는 외부의 연구 결과를 도입하는 과정에서 직접 실험을 통해 철저히 그 결과를 확인하는 과정을 거치기도 합니다. 사람에게 직접 적용되기에 잘못된 판단이나 해석에 대한 리스크가 커 철저할 수밖에 없는 것이죠. 그리고 기업에서는 약물 개발 과정에 해당하는 CMC(화학 Chemistry, 제조Manufacturing, 통제Controls)를 중요하게 다룹니다. 앞서 말했듯 대학 연구에서는 새로운 발견이 중요하기에 생산이 어려운 물질도 조금이라도 만들어서 결과를 확인하는 연구를 진행하곤 합니다. 그렇기에 CMC는 대학 연구에서 중요하게 다뤄지지 않습니다. 하지만 대량으로 약물을 제조하는 것이 목적인만큼 기업에서는 CMC에 대한 연구가 중요합니다. 또한 〈네이처Nature〉, 〈셀Cell〉, 〈사이언스Science〉와 같은 저널들은 투고 논문을 검토할 때 새로운 매커니즘, 새로운 유전자, 새로운 구조 및 기능의 단백질에 주목하는 반면, 기업에서는 상대적으로 약물의 독성이나 약의 흡수와 작용 등을 다루는 PK/PD(약동학pharmacokinetics과 약력학pharmacodynamics)가 매우 중요합니다. 결국 약물이 출시되기 위해서는 사람을 대상으로 임상시험을 진행해야 하는데, 이 과정에서 약물 독성이 결정적인 문제가 될 수 있기 때문입니다.

**현재 담당하고 있는 신사업 개발 업무란 무엇이고 신약 개발에 있어 어떤 역할을 하나요?**

회사마다 업무 내용에 차이가 있으니 제가 현재 담당하고 있는 사업개발BD: Business Development 업무에 정확히 정해진 내용이 있는 것은 아님을 우선 밝혀두고 싶습니다. 사실 기업 연구자들의 업무들은 많은 업무가 대학 실험실 생활의 연장이라고 생각할 수도 있습니다. 대학원에서 경험했던 일들의 연장선에 있는 업무들이 많은 거죠. 하지만 제약 업계에서 BD 업무는 회사가 아니면 경험할 수 없는 업무입니다. 이런 점에 있어 연구자 출신인 제가 BD에 참여하게 된 것은 큰 행운이 아닐까 생각하고 있습니다.

BD는 크게 보면 R&D 파이프라인이나 완제품들을 라이선스인License-In이나 라이선스아웃License-Out 하는 업무를 담당합니다. 라이언스인과 관련해서는 바이오벤처 기업이나 대학에서 발굴한 신약 후보들을 찾고, 이들을 도입할 것인지를 결정하기 위해 짧게는 6개월에서 길게는 몇 년에 걸쳐 논의하며, 최종적으로 계약을 진행하는 일을 담당합니다. 라이선스아웃과 관련해서는 우리 회사가 개발한 신약 후보들을 다른 글로벌 제약 기업에 수출하기 위한 복잡한 논의 과정 전체를 조율하고 최종적으로 계약을 담당합니다.

또한 BD는 각종 파트너링을 통해서 R&D의 중장기적인 방향에 포석을 두는 역할도 합니다. 바둑에서 큰 집을 만들기 위해서 거리를 두고 한 점씩 바둑알을 놓듯이, 우리도 R&D가 움직여야 하는 방향에 대해서 고민하고 계획을 실행하면서 처음에 목표했던 일들을 구체적으로 실현하고 있습니다.

회사 전체의 맥락에서 BD 팀은 최전방 공격수와 같은 역할을 수행한다고 볼 수 있습니다. 회사 내의 수많은 조직과 구성원이 최선을 다해 신약을 개발하고, 홍보하고, 판매하고, 전체를 조화롭게 경영하고 있지만, 최전방 공격수의 골이 없다면 경기에 이길 수 없듯이 BD의 성과가 없다면 기업이 글로벌 기업으로 성장하기에는 한계가 있지 않을까 생각합니다.

**최근 국내 바이오업계가 임상시험의 실패로 떠들썩했습니다. 현재 국내 제약 연구와 사업은 어디까지 왔으며, 앞으로 미래 전망은 어떠한가요?**

떠들썩했던 국내 바이오업계가 2019년 하반기에 그동안 진행했던 임상에서 성공적인 결과를 보이지 못했고, 그 결과 바이오주가 급락했습니다. 하지만 임상3상에서 성공 비율을 살펴보면 많은 경우 실패로 돌아갈 가능성이 높기 때문에 어쩌면 당연한 과정이라고 할 수 있습니다. 따라서 단순히 어떤 기업이 임상3상에 진입했다는 사실이 중요한 것이 아니라 얼마나 높은 전문성과 경험을 갖춘 팀이 임상을 이끌고 가는지 눈여겨봐야 할 부분입니다. 임상시험의 통과를 위해서는 약물의 안전성, 적정한 약물의 용량 측정, 환자군의 선택, 대조약을 무엇으로 할 것인지, 약효는 어떻게 확인할 것인지, 어떤 나라들에서 어떻게 환자들을 임상시험에 참여시킬 것인지 등등 정밀한 전략이 요구됩니다. 아직까지 우리나라 제약 기업들의 임상3상 성공은 제한적이지만, 글로벌 라이선스아웃을 연이어 성공시키는 등 분명 긍정적인 모습을 보여주고 있습니다. 앞으로도 이런 추세는 계속 이어질 것으로 보이며, 후보물질들의 임상3상 시도가 계속될 것으로 보입니다.

저는 한국에서 반도체를 지렛대 삼아 글로벌 기업들이 탄생했던 과정이 제약 및 바이오 업계에서도 분명히 재현될 것이라고 생각합니다. 먼저 한국은 국내외 풍부한 전문인력 풀을 갖추고 있습니다. 물론 분야에 따라서 아직 경험이 충분한 인력이 부족한 곳도 있지만 그런 곳들조차 현재 빠르게 경험을 쌓고 있는 것으로 보입니다. 다음으로 이미 한국은 다양한 성공모델과 역동적인 연구 생태계를 갖추고 있습니다. 대학 내 벤처기업의 활발한 활동은 물론, 많은 수의 벤처들의 IPO, 직접 진행하는 연구 없이 개발에 집중하는 모델 NRDO, 성공적인 모습을 보여주고 있는 bio similar 및 CDMO 회사들, 전문가들의 자발적인 토론 문화를 정착시켜가고 있는 혁신신약살롱 등등 여러 분야의 제약 및 바이오업체들이 그리고 구성원들의 활동이 제 몫을 해오고 있습니다. 노벨상이 발표되는 시즌이면 항상 기초과학에 투자를 해야 한다고 강조하는 기사들이 나오곤 하지만, 한국의 연구 문화는 신약 개발에 충분한 강점을 가지고 있습니다. 다만 국가의 정책 및 제도적 지원이 더해진다면 신약 개발에도 가속도가 붙지 않을까 생각합니다. 그런 측면에서 2020년 정부가 추진하고 있는 각종 정책과 신약 개발을 위해 노력하는 기업들 사이에 좋은 시너지가 일어나기를 기대하는 바입니다.

## 1 장

# 신약 개발의 판도가 변하고 있다

# 신약을 만드는 사람들

많은 환자와 그 가족에게 새로운 희망을 주는 신약. 이러한 신약은 어떻게 탄생하는 것일까? 우선 직접적인 신약 연구 개발 과정은 **그림1**과 같이 크게 5단계로 나뉜다. 하지만 이런 신약 개발 5단계를 진행하기 위해서는 그 이전에 기초 연구가 있어야 한다.

아주 쉽게 이야기하면, 매년 10월만 되면 뉴스를 장식하는 노벨 생리의학상 수상 소식의 주인공이 바로 신약 개발을 위한 획기적인 기초 연구 업적을 남긴 사람들이라고 보면 된다. 이런 기초 연구 중에서 새로운 약물 표적을 제공하거나 새로운 현상을 발견하고 과학적으로 규명 또는 증명함으로써 직접적인 신약 개발의 근거를 제공하는 연구 결과물이 바로 '0단계'로 표시된, 신약 개발에서 이야기하는 기초 연구의 대표적인 예다. 그러면 신약 개발에 큰 밑거름이 되는 기초 연구는 무엇으로 만들어지는 걸까?

| 0단계 | 1단계 | 2단계 | 3단계 | | | 4단계 | 5단계 |
|---|---|---|---|---|---|---|---|
| 기초 연구 | 신약 후보 물질 탐색 | 비임상시험 | 임상시험 | | | 신약 승인 신청 및 검토 | 허가 후 임상 4상 |
| | | | 1상 | 2상 | 3상 | | |
| | | | 수개월~1년 20~80명 | 1년~2년 100~300명 | 3년~5년 1000~5000명 | | |

**그림1** 신약 개발 5단계. 일반적으로 기초 연구를 통한 발견과 발명은 이 5단계에 포함되지 않는다. 하지만, 기초 연구의 학문적 성과가 없다면 신약 개발은 불가능하다. 1단계는 약물 표적에 대한 활성을 나타내는 물질을 찾는 과정이다. 2단계는 발굴된 활성물질의 특성 및 안전성, 독성, 의존성 등을 여러 가지 동물모델에서 확인하는 과정이다. 3단계 임상과정은 동물모델에서 확인한 안전성과 약효가 사람에게서 확인되는지 검증하는 과정이다. 4단계 신약승인 신청 및 검토는 임상에서 확인된 과학적 결과를 문서로 잘 정리하여 FDA에 신청하고 허가 여부를 검토하는 과정이다. 5단계는 허가된 약물의 시판 후 안전성 검증 및 다른 질병의 치료제가 될 수 있는지 확인하는 과정이다.

수많은 과학자가 남긴 찬란한 학문적 업적의 원동력에는 '사랑'이 숨어 있는 경우가 많다. 젊은 나이에 뛰어난 학문적 업적을 만들어낸 사람 중 적지 않은 경우가 좋아하는 이성의 관심을 사기 위해 노력했기 때문이라는 이야기를 들어본 적이 있다. 그것이 사실인 경우가 없지는 않겠지만, 정말로 사랑(이성 간의 사랑만을 뜻하지 않는다)이 뛰어난 학문적 성과의 동기가 될 수 있을까?

1996년 12월 〈뉴욕 타임스New York Times〉는 미국 피츠버그 대학 화학과 교수 폴 다우드Paul Dawd의 부고를 실었다. 다음은 그의 부고 중 일부분이다.[1]

"여러 비타민의 작용 메커니즘을 밝혀낸 것으로 알려진 유기화학자

폴 다우드 박사가 지난 11월 21일 피츠버그 대학 메디컬 센터에서 사망했다. 그의 나이는 60세였고, 피츠버그에 거주했다. 사인은 암이었다. (중략) 지난 몇 년간 다우드 박사는 비타민, 특히 비타민K와 비타민E의 작용 메커니즘을 밝힌 독보적인 연구로 전 세계적인 주목을 받았다. 예를 들어, 그동안 비타민E는 콜레스테롤에 의한 동맥 경화를 방지하는 강력한 항산화제로 알려져 있었으나, 폴 다우드 교수가 지난해 발표한 연구에 따르면 비타민E는 혈액의 응고를 방지함으로써 심장병과 뇌졸중을 예방하는 효과도 가진 것으로 나타났다.

오래전부터 비타민E는 항응고성이 있는 것으로 알려져 있었으며, 출혈에 이상이 있는 사람들은 비타민E 보충제를 복용하지 않도록 주의해야 했다. 그러나 다우드 박사와 그의 대학원 조교 바버라 정Barbara Zheng은 향후 비타민E의 주요 대사산물인 비타민E 퀴논이 현재 사용되는 항응고제를 대체하는 안전한 약물이 될 수 있다는 것을 보여주었다.(이하 생략)"

이 기사는 폴 다우드 박사가 60세에 암으로 세상을 떠나기 바로 직전까지 연구에 매진했고, 그 결과 비타민이 혈액의 응고 또는 항응고 과정에서 어떤 역할을 하는지 설명하는 뛰어난 학문적 성취를 남겼음을 말해준다. 그런데 유기화학자였던 다우드 박사는 왜 비타민 연구에 몰두했을까?

여기에는 드러나지 않은 이야기가 있다. 이 부고의 말미에는 폴 다우드의 가족들을 소개하는데, 사실 그에게는 혈우병으로 먼저 세상을 떠난, 그래서 신문 속 부고에 소개되지 못한 아들이 한 명 있었다. 혈우병은 혈액에 피를 응고시키는 인자들이 부족해서 생기는 유전병이다. 유기화학자인 그가 피 응고와 관련이 있는 비타민 연구를 수행하여, 죽는 순간에 사람들로부터 '비타민 연구자A Researcher of Vitamins'로 기억될 수 있는 학문적 성과를 이루었던 것은 아마도 먼저 떠나 보낸 아들을 기리는 아버지의 사랑이 학문적 성과로 표출되었기 때문은 아닐까? 이처럼 가족을 사랑하는 마음이 동기가 되어 새로운 분야에 도전하고 향후 신약 개발의 밑거름이 된 엄청난 학문적 성과를 이룬 경우는 적지 않게 확인할 수 있다.

물론, 과학자가 가족의 질병을 치료할 목적으로 직접적인 치료제 개발에 전념하는 경우도 볼 수 있다. 예를 들어 현재 스탠퍼드 대학에서 셀리악병Celiac disease*의 치료제 개발을 진행 중인 체이튼 코슬라Chaitan Khosla 교수가 바로 그렇다. 화학공학으로 박사를 받은 그는 아내와 아들이 셀리악병으로 진단을 받은 후 이 병의 원인을 찾기 위해 글루텐이 면역계에 미치는 영향을 연구하기 시작했다. 이처럼 치료제 개발의 밑거름이 되는 눈부신 기초 연구 성과를 낸 연구자와 직접 치료제의 개발을 진행하는 연구자

---

* 글루텐이라는 단백질에 대한 알레르기 반응으로 나타나는 질환으로 자가면역질환의 하나다. 2-3장에서 좀 더 자세히 설명한다.

가운데는 '가족에 대한 사랑'을 이유로 연구에 매진하는 경우가 많다.

그러면 뚜렷한 학문적인 성과를 내거나 직접 치료제를 개발할 동기 부여는 가슴 아픈 가족사에서만 찾을 수 있는 걸까? 당연히 아니다. 그런 사연이 없는 많은 과학자가 뚜렷한 기초 연구 성과를 이루어 신약 개발에 큰 업적을 남긴다. 꼭 신약 개발과 연관 짓지 않더라도 훌륭한 학문적 성취를 이룬 많은 사람은 강한 지적 호기심을 가지고 있으며, 이것은 앞서 설명한 가족에 대한 사랑 못지않은 중요한 동기가 된다.

연구를 오랜 시간 지속하는 과정은 흔히 상상하는 것보다 힘들 때가 많다. 몇 년간의 학위 과정은 졸업이라는 목표만을 바라보면서 다른 모든 일상생활을 희생하며 견딜 수 있지만, 그런 방식의 연구 활동을 평생 지속할 수는 없다. 새로운 가설 수립과 실험 설계, 실험 수행, 실험 데이터의 합당한 해석, 다음 단계의 실험 또는 다른 방법의 중복적 검증 실험, 그리고 해석된 결과를 다른 과학자 동료들에게 검증 받는 과정, 또한 다른 과학자의 최신 연구 결과를 이해하고, 분석하고, 통찰력 있는 시각으로 새로운 아이디어를 찾아내어 가설을 만들어내고 또다시 앞서 설명한 과정을 반복하는 일이 평생의 업무가 될 테니까. 그러므로 충분한 역량을 가지고 자신의 연구에 깊게 몰입하지 못하면 수준 높은 새로운 과학적 발견 또는 발명을 하지 못할 것은 너무나 당연한 일이며, 이 모든 일들을 감당하기 위해서는 강한 지적 호기심이 꼭 필요하다. 미래 연구자를 꿈꾸는 사람들이라면 자신이 가지고 있는 지적 호기심의 크기가 얼마만큼인지 알아야 하며, 그것을 꾸준히 키워 나가려는 노력도 필요하다고 하겠다.

그런데 갑자기 궁금증이 생겼다. 기초 연구가 성과를 거둔 시점부터 환자를 치료할 수 있는 신약이 탄생할 때까지 과연 얼마만큼의 시간이 걸릴까? 사실 가족이나 본인이 큰 병에 걸려 치료를 받아본 경험이 없는 경우, 약이란 감기약 그리고 가벼운 진통제 정도로 인식되는 경우가 많고, 이런 약들은 너무나 손쉽게 구하고 복용할 수 있기 때문에 그 약이 만들어지기까지 얼마나 많은 과학자의 노고가 필요했는지 모르고 지나치기 십상이다. 하지만 치료약에 대한 절실함이 생기는 상황에서는 "왜 이리도 필요한 약이 없는 것일까?" 또는 "필요한 약은 가격이 왜 이렇게 비쌀까?"라며, 약에 대해 생각해보게 될 것이다.

치료제를 개발하는 과정은 상상보다 길고 더디다. 약물에 대한 기초 연구가 시작된 후 정식 치료제가 시중에 유통되기까지 걸리는 시간은 보통 20년이 넘는다. 그렇게 긴 시간을 연구에 매진한다고 해서 성공하리라는 보장도 없지만 신약 개발자들은 (설령 가족 중에 환자가 없다 해도) 자신이 개발하는 그 약이 누군가의 생명을 구하고 고통을 덜어주게 되리란 믿음으로 각고의 시간을 버틴다. 그러한 간절함이 있어야만 과학자는 끊임없이 새로운 과학적인 문제를 실험으로 해결하고 확인하는 길고 지난한 과정을 견딜 수 있는 것이다. 바로 이 책은 그렇게 신약을 개발하기 위해 지금 이 시간에도 연구에 몰두하고 있는 과학자와 신약 개발 과정에 참여하는 모든 사람에 대한 이야기다.

## 기초 연구에서 최종 승인까지

우리는 가끔 한국의 연구진이 수행한 새로운 연구 결과가 저명한 학술지에 발표되었고, 이 결과는 가까운 미래에 특정 질병을 획기적으로 물리칠 치료제 개발에 도움이 될 것으로 보인다는 뉴스를 접하곤 한다. 일반적으로, 이때 보도되는 연구는 임상시험에 들어가기 전의 기초 연구 단계에 있다고 볼 수 있다. 노벨 생리의학상의 주역들도 마찬가지다. 그들이 이룩한 획기적인 연구는 새로운 약물을 개발할 수 있는 기초 연구의 결과로서 약물이 작동할 수 있는 새로운 원리를 밝힌 것들이다. 이렇게 발견된 약물 작동 원리를 기반으로 제안된 새로운 약물 표적과 그 표적에 결합할 수 있는 물질을 찾아내는 연구들이 직접적인 신약 개발 연구의 시작으로 볼 수 있다. 일단 약물 표적에 결합하여 특정 기능을 제어할 수 있는 물질들을 선발한 후 이 약물의 활성(약효)과 독성, 체내 잔존시간, 약물의 안정성 등 많은 기준을 만족시킬 수 있는 합당한 물질들을 선별하기 위한 각종 시험들이 진행된다. 여기에는 쥐, 원숭이, 개와 같은 실험 동물을 이용한 시험을 비롯해 약물을 생산하는 과정을 엄격히 관리하기 위한 연구들도 진행된다.

| | 1상 | 2상 | 3상 |
|---|---|---|---|
| 기간 | 수개월~1년 | 1년~2년 | 3년~5년 |
| 인원수 | 20~80명 | 100~300명 | 1000~5000명 |
| 대상 | 건강한 지원자 | 가벼운 증상의 환자 | 다양한 국가의 지원자 |
| 목표 | • 안전성 및 독성 확인<br>• 약물의 적정 용량 및 용법 확인<br>• 약물의 전반적인 효능 확인 | • 질환 치료의 가능성 및 유효성 확인<br>• 질환 예방의 가능성 및 유효성 확인 | • 대규모 환자 대상 안전성 및 유효성 확인<br>• 효과적인 용량 및 용법 확인<br>• 부작용 확인<br>• 기존 치료법과의 약리효과 비교 |

표1  임상시험의 진행과 절차(대상 질병에 따라서 다를 수 있다)

최종적으로 이 모든 결과를 문서로 정리해 임상시험이 가능한지 여부를 승인 받게 된다. 임상 승인이 된 약물의 경우는 실험 동물 및 수천 명의 인간을 대상으로 안전성 및 효능을 확인하는 임상시험이 이어진다. 그중에서 안전성이 검증된 약물만이 최종 승인을 받아 판매가 시작된다. 앞서도 언급했듯이, 기초 연구를 통해 걸러진 후보 물질 중 이 과정을 통과해 시판에 성공하는 경우는 10퍼센트가 채 되지 않는다.

면역항암제의 예를 살펴보자. 면역항암제가 새로운 항암 치료법으로 각광을 받은 것은 꽤 최근의 일이지만, 그에 대한 연구는 무려 20년 전인 1980년대에 시작되었다(면역항암제에 대해서는 1-2장 및 2-1장에서 더 자세히 다룬다). 분자생물학, 세포생물학, 면역학 등의 학문이 발전하는 과정에서 우리의 면역계와 면역세포에 대한 새로운 과학적 사실들이 발견되었고, 그 학문적 성과들이 누적되

| 약물<br>표적 | 첫 발견 | 중대한<br>발견 | FDA<br>승인 | 발견부터<br>승인까지 | 승인 약물(제품명) | 적응증 |
|---|---|---|---|---|---|---|
| CTLA-4 | 1987년 | 1996년 | 2011년 | 24년 | 이필리무맙(여보이) | 흑색종 |
| PD-1 | 1992년 | 2002년 | 2014년 | 22년 | 펨브로리주맙(키트루다) | 전이성<br>흑색종 |
| PD-L1 | 1999년 | 2002년 | 2016년 | 17년 | 아테조리주맙(티센트리크) | 방광암 |

**표2** FDA로부터 승인을 받은 면역항암제들

면서 약물 표적이 선별되고 이를 바탕으로 '치료항체'라는 새로운 약물 접근 방식이 진행되었다. 이후 짧게는 17년에서 길게는 24년의 연구 및 임상시험을 거친 이후에야 이 치료법은 미국 식품의약국FDA: Food and Drug Administration의 최종 승인을 받을 수 있었다.


## 약물이 작동하는 방식은 한 가지가 아니다

이제 약이 어떻게 우리 몸을 낫게 할 수 있는지부터 알아보자. 약물에는 합성의약품 외에도 항체, 단백질, 펩타이드 등 다양한 형태가 있다. 그러나 일반적으로 우리에게 익숙한 형태의 약물은 약국에서 구입하곤 하는 합성의약품, 즉 아스피린과 같은 소분자 화합물이다. 이런 형태의 약물은 일반적으로 인체로 들어가서 특정 단백질의 특정 위치에 결합하면서 약효를 내게 된다. 가령 어

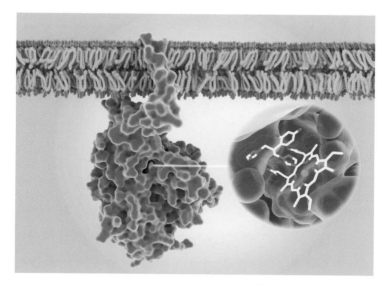

**그림2** 소분자 화합물을 이용한 합성의약품은 표적 단백질의 활성 부위에 결합함으로써 약효를 발휘한다. 이 그림은 칸디다증에 대해 항진균제인 플루코나졸(fluconazole)의 작용을 나타낸 것으로, 플루코타졸 분자가 단백질의 활성 부위인 헴 그룹(heme group)과 결합해 있는 것을 볼 수 있다.

떤 단백질은 그것이 기능하게 하는 활성부위active site를 가지고 있는데, 이 부위에 결합하여 해당 단백질이 활성화되지 못하도록 만드는 화합물을 찾는다면 이 단백질의 기능을 억제할 수 있다.

예를 들어 발기부전 치료제인 비아그라는 발기부전을 일으키는 효소인 포스포디에스테라아제phosphodiesterase에 결합하여 그 단백질의 기능을 억제하는 방법으로 증상을 개선한다.[2] 또 다른 예를 살펴보자. 해열진통제인 아스피린(아세틸살리실산acetylsalicylic acid)은 우리 몸에서 통증이나 염증을 일으키는 물질인 프로스타글란딘prostaglandin의 생성을 억제함으로써 효과를 가지는데, 아스피린은 프로스타글란딘을 생성하는 과정에 필요한 효소 단백질인 사이클로옥시게나아제cyclooxygenase의 기능을 방해하는 작용을 한다. 한편, 어떤 약물은 해당 단백질이 다른 단백질과 결합하는 결합 부위binding domain에 결합해, 그 단백질이 다른 단백질(또는 핵산, 막, 보조인자)과 결합했을 때 일으키는 기능들을 억제함으로써 질병 증상을 억제하기도 한다.

그렇다면 특정 질병에 효과가 있는 약물이 작동하는 방식은 한 종류뿐일까? 질병이 나타나는 증상은 동일하더라도 그 원인은 사람마다 다른 경우가 많이 있는 것처럼, 질병의 치료를 위해서 질병에 접근하는 방식 또한 다양하다. 예컨대 위염이나 위궤양의 경우는 위의 점막이 손상되어 염증이 일어난 것인데, 수크랄페이트sucralfate란 약물은 위액에 들어 있는 펩신 등의 소화 효소의 활성을 억제해 위 점막에 대한 자극을 줄이도록 고안되었고, 테프레논teprenone이란 약물은 위 점막을 보호하는 점액의 분비를 촉진해 위 점막의 복구를 돕는다. 앞의 약물들이 위액의 자극을 완화하는 소극적 방식이라면, 파모티딘famotidine과 같은 약물은 위에서 위산이 분비되는 것을 근본적으로 차단하는 방식을 취한다. 여기서도 볼 수 있듯이, 과학자들은 동일 질병에 대해서도 계속해서 새로운 접근 방식의 치료법을 찾고자 하는데, 그 이유는 기존의 약물보다 더 약효가 좋은 약물을 찾고자 하는 것도 있지만, 기존 약물에서 나타나는 부작용을 극복하기 위함인 경우도 있다.

## 새로운 약물 접근 방식의 필요성

지금까지 사람의 단백질 중 FDA의 승인을 받아 질병과 관련된 약물 표적으로 지정된 것은 400여 종에 달한다.[3] 이 중 90퍼센트 이상이 효소 단백질, 전달 물질 단백질, 채널 단백질, 막 단백질 등으로, 현존하는 소분자 화합물을 이용해 그 기능을 억제할 수 있는 단백질들이다. 하지만 질병과 관련한 단백질이 고작 400여 종뿐이겠는가? 사실, 질병과 관련되는 것으로 추정되는 단백질은 현재까지 약 3000종이 알려져 있다. 이는 현재 승인된 약물이 질병 관련 단백질 중 13퍼센트 정도만을 대상으로 삼고 있음을 의미한다.

그렇다면 나머지 87퍼센트 이상의 질병 관련 단백질에 대한 약물이 아직까지 개발되지 못한 이유는 무엇일까? 여기에는 여러 이유가 있지만, 가장 중요한 이유는 현재 소분자 화합물 약물의 작용 방식으로는 단백질의 기능을 모두 억제하기 어렵다는 점이다. 어떤 단백질은 약물이 잘 결합할 수 있는 '소수성 포켓hydrophobic pocket'이라는 구조를 가지지 않는다. 또한 약물이 결합하는 구조와 그 단백질의 기능에 연관성이 있어야만 소분자 화합물이 약물로써 작동하는데, 소수성 포켓을 갖는 약물 표적 구조가 단백질의 기능과 상관없는 곳에 있다면 약물이 그 역할을 할 수 없다. 또 특정 효소의 활성 부위에 보조 인자가 너무 강하게 결합하고 있는 경우, 소분자 화합물이 그 결합을 깨기 어렵다. 한편, 알츠하이머병 등 여러 뇌질환의 원인으로 알려진 '타우 단백질 엉킴'의 경우에는 약물을 통해 효소의 활성을 억제하거나 단백질의 엉킴을 제거할 방법이 없다(타우 단백질에 대해서는 2-3장에서 더 자세히 다룬다).

그 결과 현존하는 약물과는 다른, 새로운 약물 접근 방식이 필요해졌다. 낚시에 비유하자면 지금까지 설명한 소분자 약물의 작용 방식은 낚싯바늘을 정확하게 물고기의 입(약물 표적 단백질)에 걸어야만 물고기를 잡을 수 있는 것이었다. 그러나 이 책에서 살펴볼 신약들은 약물 작용의 근본적인 '방식modality' 자체를 대체하고자 하는 시도로, 예컨대 낚싯바늘 대신 그물을 이용해 물고기를 통째로 낚아 올리는 방법이라고 비유할 수 있을 것 같다. 물고기가 낚싯바늘을 물 때까지 기다리는 것이 아니라 물고기의 입, 지느러미, 아가미, 몸통, 어디에 걸려도 물고기를 건져 올릴 수 있는 새로운 방법을 찾는 것이다.

물론 기존의 접근과는 전혀 다른 새로운 약물을 찾기란 쉬운 일이 아니다. 설령 그런 약을 개발한다 해도 그것의 약효나 안전성은 어떻게 검증할 것인가? 기존의 소분자 화합물에 적용하던 검증 방식이나 프로토콜을 새로 개발된 약물에 그대로 적용해도 문제가 없을까? 앞서 살펴본 면역항암제의 경우는 이미 개발되어 있는 약물 접근 방식인 항체를 이용한 경우임에도 최종 허가를 받기까지 거의 20년이 걸렸다. 그렇다면, 이전에 존재하지 않던 새로운 약물 접근 방식이 최종 허가를 받기까지는 얼마의 시간이

| 치료 수단 | 첫 개발<br>(중대한 발견) | FDA 승인 | 승인 약물(제품명) | 적응증 |
|---|---|---|---|---|
| 단클론 항체 | 1975년 | 1986년 | 무로모납<br>(올소클론OKT3) | 이식거부반응 |
| 안티센스 치료법 | 1978년 | 1998년 | 포미벌슨<br>(비트라빈) | CMV 망막염 |
| 압타머 | 1990년 | 2004년 | 페갑타닙 소듐<br>(마쿠젠) | 노인황반변성 |
| 바이러스유전자요법 | 1972년 | 2012년 | 알리포젠 티바보벡<br>(글리베라) | 지질단백지질<br>분해효소 결핍증 |
| 암살상 바이러스 | 1960년대 | 2015년 | 시푸류셀-T<br>(프로벤지) | 전립선암 |
| 체외 유전자치료법 | 1972년 | 2016년 | 스트림벨리스 | 중증복합면역<br>결핍증 |
| CAR-T 치료법 | 1993년<br>(2010년) | 2017년 | 티사젠렉류셀<br>(킴리아) | 소아 및 청소년<br>급성 림프구성<br>백혈병 |

**표3**  FDA에서 승인된 새로운 약물 접근 방식들[4]

걸릴까?

   **표3**은 소분자 화합물 외에 새로 개발된 약물 접근 방식들 가운데 FDA의 승인을 받은 것들을 정리한 것이다. 이들 약품이 승인을 받아 신약으로 탄생하기까지 짧게는 15년에서, 길게는 50년 이상이 걸리기도 했다. 하나의 약물이 환자의 고통을 덜어줄 수 있기까지 이렇게나 긴 시간이 걸린다. 그동안 수많은 사람의 노력, 그리고 엄청난 사회적 비용이 들어가는 것은 물론이다. 비록 자신들의 의지는 아니었지만, 신약 개발에 큰 도움을 준 수많은 동물의 희생 역시 기억해야 할 것이다.

   구체적으로 신약이 개발된 이후 승인을 받기까지 어떤 과정을 거치는지, 면역항암 치료 분야에서 새롭게 주목받고 있는 '카티CAR-T: chimeric antigen receptor T cell 치료법' 개발 과정을 통해 알아보자. CAR-T라는 세포치료제는 환자의 면역세포(T세포)에 유전적인 처리를 하여 암세포 표면의 약물 표적을 인식함과 동시에 공격할 수 있도록 설계해 면역세포의 공격 능력을 더욱 향상시킨 치료제다(보다 자세한 작동 메커니즘은 1-2장에서 소개한다). 기존의 면역항암제는 암세포가 항암제에 내성을 가지게 된다는 문제가 있었는데, CAR-T 치료법은 이런 문제들을 한 번에 극복할 수 있다. 그 결과 CAR-T는 혈액암에서 높은 치료 성공률을 보였지만, FDA로부터 신약으로 최종 승인을 받기까지는 험난한 시간을 거쳐야 했다. 그 과정에 대해, 당시 CAR-T 임상시험에 참여했던 첫 어린이 에밀리 화이트헤드Emily Whitehead의 사례를 통해 알아보자.[5]

에밀리 화이트헤드는 다섯 살이 되던 2010년 급성 림프구성 백혈병 진단을 받았다. 처음에 주치의는 에밀리와 그 부모에게 이 병이 다른 암에 비해 상대적으로 완치 가능 확률이 높다며 "만일 저의 아이가 암에 걸려야 한다면 급성 림프구성 백혈병이 그나마 낫겠습니다."라고 말했다. 하지만 2회에 걸친 화학치료요법 이후에 양쪽 다리에 괴사성 근막염이 발생했고(간신히 절단 수술만은 피할 수 있었다), 16개월 후 백혈병이 재발했다. 이에 주치의는 골수이식을 추천했지만 에밀리의 부모는 치료의 독성에 대한 의구심으로 다른 치료법을 찾기 시작했다. 그 과정에서 펜실베이니아 대학에서 개발 중이던 'CAR-T 19'라는 새로운 치료법을 알게 되었다. 하지만 당시에 CAR-T 치료법은 FDA의 허가를 받기 전이라 에밀리는 이 치료법을 받을 수 없었다.

그 후 에밀리는 지역 병원에서 3주간에 걸친 화학치료요법을 받았지만 치료에는 진전이 없었고, 주치의는 부모에게 죽음을 준비하도록 호스피스를 추천했다. 하지만 에밀리의 부모는 포기하지 않고 'CAR-T 19'의 임상시험이라도 참가하길 바랐다. 그때 주치의는 실험적인 치료법을 아이에게 적용하면 오히려 아이와 그 부모의 고통만 늘어날 뿐이라며 반대했지만, 그럼에도 불구하고 에밀리 부모의 완고한 의지를 꺾을 수는 없었다. 결국 에밀리는 7세의 나이에 CAR-T 치료를 받은 첫 번째 어린이가 되었다.

'CAR-T 19'의 임상시험 과정도 순탄하지만은 않았다. 세 번째로 CAR-T를 투여 받은 이후, 에밀리에게 갑자기 고열과 호흡부전, 쇼크가 나타났다. 이에 혈액을 검사해보니 혈액 내 '인터루킨-6(IL-6)'이라는 면역물질의 농도가 정상에 비해 1000배나 높아진 것으로 확인되었다. 당시로는 예상하지 못했던 약물 독성이 나타난 것이다. 의료진은 다급히 구글을 검색해 인터루킨-6를 제거하는 방법을 찾아냈다. 다행스럽게도 인터루킨-6를 제거할 수 있는 단일클론항체가 같은 병원에서 사용 중이었고, 사용 프로토콜 또한 마련되어 있었으므로 에밀리는 그날 저녁에 바로 인터루킨을 제거하는 항체를 처방 받을 수 있었다.

임상시험은 성공적이었다. 에밀리는 2020년 현재 15세로 건강하게 생존해 있다. 에밀리의 생존은 실패 쪽에 가까워지고 있던 일련의 연구에 활기를 불어넣었다. CAR-T 치료법을 개발 중이던 스위스의 제약기업 노바티스Novartis는 2상 임상시험에서 63명의 어린이에게 CAR-T를 투여했는데 그중 83퍼센트가 3개월만에 악성 세포를 완전히 제거할 수 있었다고 한다. 비록 적응증*이 좁기는 하지만, CAR-T는 그전에는 치료가 힘들다고 생각되었던 환자들에게 놀라운 치료 효과를 보였다. 그 결과 마침내 2017년 8월 FDA는 재발 또는 내성 급성 림프구성 백혈병을 가진 25세 이하의 환자에게 이 기술을 사용하도록 CAR-T 치료제를 승인했다. CAR-T 치료법을 개발한 펜실베이니아 대학의 칼 준Carl June 교수의 말에 따르면, 그 개발 과정은 위기의 연속이었고 특히 에밀리가 성공적인 결과를 보여주지 못했다면 CAR-T는 세상에 없었을지도 모른다고 했다. 에밀리와 그의 가족이 보여준 용기 역시 CAR-T의 성공에 중요한 역할을 한 것이다.

새로운 치료제가 개발되기 시작하여 FDA의 승인을 받고 환자에게 보급되기까지 수많은 사람들의 의지와 노력, 그리고 헌신이 필요하다. 더구나 CAR-T처럼 이전에는 존재하지 않던 새로운 약물 접근 방식이 성공하기 위해서는, 대부분의 과학적 진보가 그러하듯, 수십 년 동안 과학자 수백 명의 노력과 고뇌, 통찰력 그리고 성취가 요구된다. 예를 들면 다음과 같다.

* 어떠한 약물이나 수술 등에 의하여 치료 효과가 기대되는 병이나 증상.

(1) 사실 CAR-T가 면역력을 이용하여 암을 치료했다는 측면에서 생각해보면, CAR-T 연구는 1893년 면역계를 통해서 암을 치료 할 수 있다는 발상을 처음 제안한 것으로 알려진 외과의사 윌리 엄 콜리William B. Coley로부터 시작되었다고 말할 수도 있다.

(2) 하지만 진정한 의미에서 CAR-T 개발이 시작된 것은 1993년 이스라엘 바이츠만 연구소Weizmann Institute of Science의 쉰들 러D. G. Schindler 연구팀이 'CAR-T'라는 새로운 개념으로 처음 실험을 수행하고 그 결과를 〈미국립과학원회보 PNAS〉에 발표했 을 때부터라고 여겨진다.

(3) 펜실베이니아 대학의 면역학자 칼 준 교수가 개발한 CAR-T 치 료제가 FDA에서 승인을 받음으로써 마침내 CAR-T가 탄생했 다. 칼 준 교수의 아내는 1996년에 유방암을 진단받고 2001년 46세 나이에 세상을 떠났다. 아내가 처음으로 암 진단을 받았던 1996년부터 준 교수는 CAR-T를 이용한 항암 치료 연구에 매진 했다.

CAR-T의 성공에는 다른 사람들의 역할도 컸다. 예컨대 바버라 네터Barbara Netter와 에드워드 네터Edward Netter 부부는 첫째 며느 리를 유방암으로 잃은 후, 2001년 '암유전자치료동맹Alliance for Cancer Gene Therapy' 재단을 세우고 유전자 치료 연구에 2800만 달러를 기부했다. 칼 준 교수 또한 이 재단으로부터 연구비를 지 원받았다. 칼 준 교수에게 연구비를 지원했던 네터 부부(에드워드 네터는 2011년 암으로 세상을 떠났다)가 없었더라도 역시 CAR-T는 성공하지 못했을 것이다.

비록 여기서 언급되지는 않았지만 CAR-T 개발 과정에 참여했던 수많은 연구자, 의료인, 환자와 환자 가족, 그리고 자신의 아픈 기억들을 다른 환자들에 대한 사랑으로 승화시킨 많은 후원자, 제약회사와 정부의 노력들. 이 모든 이의 의지와 사랑 그리고 통찰력(지적 호기심)이 없었더라면 CAR-T라는 신약은 아직 존재하지 않았을 것이며, 또한 에밀리는 2019년 14세의 생일을 맞이할 수 없었을 것이다.

―――――――

신약에 대한 연구는 여러 분야의 전문가들이 참여해 만들어가는 일임에 틀림이 없다. 하지만 그 과정이 화학, 생물학, 약학, 의학을 전공한 사람들의 노력만으로 충족되는 것이 아님을 꼭 기억하자. 임상시험에 참여하는 환자들과 그 가족들의 목숨을 건 결단, 그리고 가족을 잃어본 경험을 오히려 인류를 살리는 방향으로 전환해 노력해온 수많은 연구자와 후원자, 새로운 삶의 기회를 조금이라도 더 빨리, 더 많이 주고자 약품 허가 과정을 관리하고 심사하는 분들, 마지막으로 그런 정책을 만들고 실행하는 정부. 우리가 미처 생각하지 못했던 수많은 노력과 의지, 경험이 신약을 만들고 있다. 물론 현업에서 신약을 직접 만드는 과정들이 쉽지만은 않다. 그러나 신약 개발이 많은 사람의 노력에 의해 완수된다는 것, 그리고 그 결과물인 신약이 사람들의 삶에 엄청난 영향력을 끼친다는 것을 생각한다면 신약 개발에 종사하고 있는 연구진들은 더욱 큰 책임감과 소명의식을 가지고 자신의 일에 집중해야 할 것이다. 이 책은 바로 그런 과학자들이 일군 최신의 연구 성과에 대해 이야기한다.

**새로운 약물 작동 방식을 향해**

## 죽음의 입맞춤으로 이끄는 프로탁

현재 합성의약품 개발 연구는 과거의 한계를 극복하기 위하여 기존의 방법을 정밀화하는 방향에서 오는 한계점들을 고쳐 나가는 것보다는 새로운 약물의 작용 메커니즘을 이용하는 접근법을 개발함으로써 혁신적인 결과로 이어지길 기대하고 있다. 그중 한 예로, 기존의 합성의약품과는 전혀 다른 작동원리를 갖고 있는 약물인 '프로탁'에 대해서 살펴보자.

 2017년 3월 〈사이언스〉는 '암 치료 분야의 선구자들'이라는 제목의 특집호에서 네 가지 암 치료 신약 후보 물질 중 하나로 단백질의 분해를 유도하는 방법인 '프로탁PROTACs: Proteolysis Targeting Chimeras'을 자세히 소개했다.[6] 기존의 약물이 암을 일으키는 단백질의 특정 부위와 결합하여 기능을 억제하는 작동방식을 가지고 있었다면, 프로탁은 단백질 그 자체를 제거해버리는 새로운 방법이다. 아직 그 연구 역사가 길지 않기 때문에 FDA의 승인을 받은 실제 약물은 없지만, 많은 글로벌 제약사로부터 큰 주목을 받고 있는 새로운 약물 접근 방식이다. 1-1장에서 기존의 치료법과 새로운 약물 접근 방식을 낚시바늘과 그물에 비유했던 것을 기억하는가? 프로탁은 이 비유에 꼭 맞는 접근 방식이다.

프로탁을 설명하기 전에 먼저 세포 안에서 단백질이 분해되는 과정 중 하나인 '유비퀴틴-프로테아좀 단백질 분해 경로ubiquitin-proteasome protein degradation pathway'에 대해 조금 살펴보자.* 유비퀴틴은 76개의 아미노산으로 이루어진 작은 단백질인데, 주로 다른 단백질에 달라붙어 그 단백질의 분해를 촉진하는 기능을 한다(이 경로에 관여하는 유비퀴틴 효소로는 E1, E2, E3 세 종류의 효소가 있다). 반면 프로테아좀은 거대 분자로서, 단백질을 분해하는 역할을 한다. 이 단백질 분해 과정은 쓰레기 처리 과정에 비유할 수 있는데, 세포 안에 불필요한 단백질이 생기면 이 단백질에 유비퀴틴이라는 일종의 쓰레기 분리수거 딱지가 붙는다. 그리고 딱지가 붙은 쓰레기는 쓰레기 처리 공장인 프로테아좀에서 분해된다. 일단 단백질에 유비퀴틴이란 딱지가 붙으면 이 단백질은 쓰레기통에 버려질 운명에 처하는 것이다. 그리고 이 모든 과정은 E3 효소와 유비

---

* 아론 시에차노버Aaron Ciechanover, 아브람 헤르슈코Avram Hershko와 어윈 로즈Irwin Rose는 2004년 단백질이 분해되는 경로를 밝힌 공로로 노벨 화학상을 공동 수상했다.

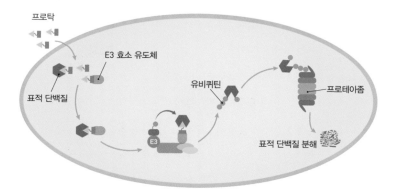

**그림1** 프로탁의 작동 원리. 프로탁은 표적 단백질 및 E3 효소 유도체와 결합해 유비퀴틴-프로테아좀 단백질 분해를 유도하여 표적 단백질을 분해한다.

퀴틴이 붙은 표적 단백질의 결합을 통해서 일어난다.

그렇다면 여기서 프로탁은 어떻게 작동하는 걸까? 프로탁은 비교적 작은 크기의 소분자 합성화합물로, E3 효소와의 결합부, 표적 단백질과의 결합부, 그리고 두 결합부를 잇는 연결부까지 모두 세 부분으로 구성된다. 이러한 구조를 통해 프로탁은 평소 서로 무관한 두 개의 단백질들을 인위적으로 연결할 수 있다.

생물학에 밝은 독자는 눈치챘을 수도 있겠지만, 프로탁은 단백질 분해 작업의 스위치를 켜는 E3 효소와 표적 단백질을 가까운 곳에 위치시킴으로써 표적 단백질이 손쉽게 분해될 수 있도록 한다. 프로탁을 특정 단백질과 결합하도록 잘 설계한다면, 그 단백질을 E3 효소 근처에 묶어둠으로써 손쉽게 분해 과정을 일으킬 수 있을 것이다.

2017년 〈네이처 화학생물학*Nature Chemical Biology*〉에 발표된

'MZ1 프로탁'을 살펴보자.[7] MZ1 프로탁의 결합 부위는 E3 유도체와 결합하는 소분자 VH032와 급성 골수형 백혈병 치료를 위해 발굴된 표적 단백질 Brd4와 결합하는 소분자 JQ1으로 이루어졌다. 이 두 소분자는 연결부 PEGPEG linker로 연결되어 VH032-PEG linker-JQ1이 구성된다. 프로탁 소분자의 '중매' 덕분에 마치 E3 효소와 표적 단백질 Brd4는 서로 입맞춤하듯 결합한다. 이 죽음의 입맞춤이 표적 단백질을 분해 과정으로 이끄는 것이다.

이 방법의 장점은 프로탁이 표적 단백질의 아무 곳에나 결합할 수 있다는 점이다. 기존의 소분자 화합물의 경우 약물이 반드시 표적 단백질의 기능을 억제하는 특정 부분에 결합해야만 약효를 낼 수 있었지만, 프로탁은 표적 단백질을 붙들어둘 수 있는 어떤 곳에든 결합해도 된다. 기존에 비해 아주 쉬운 방법이다. 또한 프로탁은 타우 단백질 엉킴과 같이 엉킨 단백질도 분해할 수 있어 기존의 소분자 화합물로는 약효를 볼 수 없는 대상에게서도 그 효과를 볼 수 있다. 이런 장점으로 인해 프로탁은 기존 방법으로는 접근할 수 없었던 많은 불치병의 치료법을 발견하는 데 기여할 수 있을 것으로 기대가 모아지고 있다.


## 범용성을 향한 CAR-T의 여정

이어서 프로탁에 비견될 수 있는 또 다른 혁신에 대해 살펴보자.

2017년은 항암 치료제 개발에서 새로운 이정표를 세운 해이다. CAR-T라는 새로운 약물 접근 방식의 세포치료제가 FDA의 승인을 받고 치료에 이용되기 시작했기 때문이다. 1-1장에서 에밀리 화이트헤드라는 환자의 사례를 통해 CAR-T 치료법의 높은 치료 성공율을 확인했다. 이 새로운 치료제는 놀랍게도 기존에 치료가 되지 않았던 혈액암에 효능을 보였기 때문에 많은 주목을 받았다. CAR-T는 환자의 T세포가 직접 암을 공격하게 만드는 새로운 플랫폼의 치료제다(그림2). 좀 더 자세히 설명하면, T세포는 항원에 특이적인 적응면역 반응을 일으키는 백혈구의 일종인데, 환자의 T세포를 분리하여 그 세포에 특정한 암의 항원을 인식할 수 있는 장치인 '키메라항원수용체CAR: Chimeric antigen receptor'를 붙여준 것이 'CAR-T'다. 여기에서 핵심인 CAR는 T세포의 안과 밖에 걸쳐 연결된 인위적인 단백질 수용체로, 암의 항원을 인식하는 부분과 T세포 안에서 신호를 전달하여 T세포를 활성화시키는 부분으로 이루어져 있다.

1980년대에 펜실베이니아 대학의 칼 준 교수팀은 T세포를 제어할 수 있는 물질인 CD28*을 발견하고 이를 사람 세포에 적용할 수 있는 방안을 연구했다. 1-1장에서도 이야기했듯이 오랜 연구와 임상 끝에 마침내 2017년, 스위스의 제약업체 노바티스와 미국의 제약업체 길리어드Gilead가 각각 개발한 CAR-T 치료제

---

* 세포 표면 수용체의 일종. 후술할 CD19나 CD20도 마찬가지로 세포 표면 수용체다.

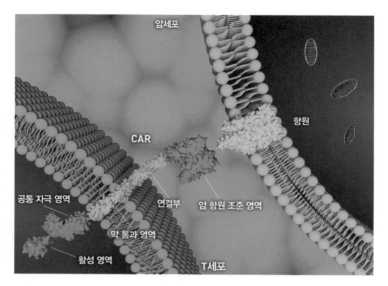

**그림2** CAR-T 치료법. T세포에 부착된 CAR는 암세포의 항원을 인식하고 결합해 T세포가 암세포를 공격하도록 만든다.

가 FDA의 승인을 받았다. 처음 허가를 받은 CAR-T 치료제는 급성 림프구성 백혈병 치료제였다. 급성 림프구성 백혈병은 혈액을 만들어내는 조혈모세포에 문제가 생겨 혈액 내에 과다하게 많은 양의 림프구 계열 세포(T세포, B세포, NK세포)가 생성되는 질병이다. 따라서 치료를 위해서는 이처럼 과다하게 생성된 림프구 계열의 세포들을 제거해야 한다. CAR-T를 이용한 첫 번째 치료제는 B세포의 표면 항원인 CD19나 CD20을 CAR가 인식하게 하여 과다한 B세포를 제거하는 것이었다. 치료는 성공적이었지만, 과도한 면역 반응이 유도되거나 장기적으로 B세포가 CAR-T에 의해 대량으로 제거되는 부작용도 나타났다.

한편 CAR-T 치료의 또 다른 한계점으로 지적되는 것은 경제성, 즉 돈과 시간의 제약이다. 기존의 CAR-T는 환자 본인의 혈액에서 분리한 T세포에 CAR를 심고, 이를 증식시켜 환자에게 다시 주입하는데, 여기에는 보통 2주 이상의 시간이 소요된다. 이런 '자가 조직 CAR-T_{autologous CAR-T}'의 경우는 제작 시간이 오래 걸릴 뿐 아니라 가격도 비싸다. 특히 비싼 치료비는 CAR-T 치료의 가장 큰 문제점으로 꼽힐 정도인데, 한 번 치료를 받는 데 드는 비용이 4억에서 5억 원이며, CAR-T 투여 가격에 치료에 필요한 비용을 합치면 10억 원이 넘기 때문에 경제적 여유가 충분하지 않다면 쉽게 접근하기 어려운 치료법이다(일각에서는 이를 '재정적 내성financial resistance'이라고 부를 정도다). 이런 문제를 극복하기 위한 대안으로 '동종이계 CAR-T_{allogeneic CAR-T}'가 제안되었다. 이는 혈액에서 분리한 T세포에 면역 반응이 일어나지 않도록 일정한 처리를 해 다른 사람도 사용할 수 있도록 한 것이다. 미리 만들어 놓은 약품을 진열장에 쌓아두고 있다가 필요에 따라서 꺼내어 사용한다는 의미로 '기성품 방식Off-the-Shelf'이라고도 한다.

CAR-T 치료가 가진 더욱 근본적인 문제는 여전히 부작용을 통제하기 어렵다는 것과, 새로운 암에도 즉각적으로 적용해 효과를 낼 수 있는 보편성이 없다는 것이다. 먼저 부작용과 관련해서는 CAR에 대한 연구들이 진행되면서 기존보다 효과가 좋고 부작용이 적은 2세대, 3세대 CAR가 발표되고 있다. 이 결과들을 종합해보면 특정 세포만을 인식하도록 CAR의 특이성을 정교화함으로써 부작용을 통제할 수 있을 것으로 보인다.

하지만 특이성 증가에 따라 또 다른 문제가 제기되었다. 갑작스럽게 암이 발병한 환자가 병원에 와서 암 치료를 받고자 하는 경우를 생각해보자. 해당 병원에 환자에게 맞는 CAR-T가 있다면 문제가 없겠지만, 필요한 CAR-T가 준비되어 있지 않으면 적절한 치료 시기를 놓칠 수 있다. 그렇다고 각각의 병원이 (향후 승인을 받게 될) 그 수많은 종류의 CAR-T를 종류별로 보유하는 방법도 현실적이지 않다. 또한 이는 위에서 언급한 CAR-T의 또 다른 약점인 경제성(돈과 시간)의 문제와도 연결되어 있다.

이런 상황에 대처할 수 있는 방법을 고민하던 중, 보스턴 대학의 윌슨 웡Wilson W. Wong 교수팀은 2018년 〈셀〉에 'T세포 반응의 다중 및 논리적 제어를 위한 범용 키메라항원수용체Universal Chimeric Antigen Receptors for Multiplexed and Logical Control of T Cell Responses'라는 제목의 논문을 발표했다.[8] 이 논문에서는 기존의 문제들을 해결할 획기적인 '범용 CAR-T'가 제안되었다.

새로운 범용 CAR-T의 경우, T세포에 신호를 전달하는 부분은 기존과 동일하지만, 암 항원을 식별하는 부분이 기존의 CAR와 다르다. **그림4**에서 볼 수 있듯이, 새로운 CAR는 T세포 내부에 신호를 전달하는 부분과 암 항원을 조준하는 부분으로 이루어져 있다. 이 부분은 항체 유사 구조체와 결합이 가능하며, 또한 기존의 항체 스크리닝 기술과 융합 단백질 기술을 이용해 쉽게 만들 수 있다. 이렇게 CAR에서 T세포 신호 전달체와 암 항원 조준 부위를

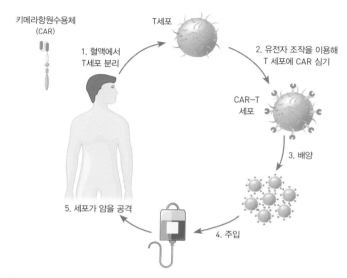

**그림3** 자가면역을 이용해 암을 치료하는 CAR-T 치료법

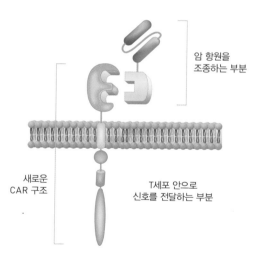

**그림4** 범용 CAR-T의 구조. 기존의 CAR와 다르게 범용 CAR은 직접 암 항원을 조준하지 않고 유사 구조체와 결합할 수 있는 구조를 갖는다.

분리하면, 암의 종류에 따라 암 항원 조준 부위만을 따로 제작할 수 있으므로 다양한 CAR-T를 제작할 수 있다. 개별적인 암에 필요한 CAR-T를 생산할 필요 없이 하나의 범용 CAR-T에 다양한 항체 유사 구조체를 붙여 다양한 암에 효율적으로 대응하는 것이 가능해진 것이다. 암에 맞는 항체 유사 구조체만 교체한다면 범용 CAR-T는 특정 암뿐 아니라 다양한 암에 사용할 수 있다.

위에서 소개한 논문과는 조금 다른 형태의 범용 CAR-T와 일반 항체들을 이용해 임상시험을 하는 기업도 등장했다.[9] 이처럼 CAR-T 치료제는 그 한계를 뛰어넘어 정확성과 효율성을 추구하기 위해 반응성에서는 특이성을 높이고, 약물 접근 방식에 있어서는 범용성을 증진시키는 방향으로 연구가 진행되고 있다. 물론 약효를 높이고 부작용을 극복하기 위한 기존의 방법론적인 연구는 지속되겠지만, CAR-T 분야의 혁신을 가져올 핵심은 경제성과 실용성의 문제를 극복할 수 있는 범용성을 갖춘 CAR-T에 있다고 하겠다.


## 차세대 항체 신약

1-1장에서 약물에는 소분자 화합물로 이루어진 '합성의약품' 외에도 항체, 단백질, 펩타이드 등을 원료로 한 의약품이 있다고 언급했다. 이처럼 생물체에서 유래한 원료를 사용한 의약품을 '바

이오 의약품'이라고 한다. 인슐린과 같은 재조합 단백질을 사용한 의약품이 그 대표적인 예라고 할 수 있겠다. 바이오 의약품 중에서도 항체를 이용하는 약품의 경우 정말 다양한 연구가 진행 중인데, 그중에서도 항체(단일 표적과 결합한다)를 개량해 또 다른 약물 표적과 이중 특이적 결합(두 개의 표적과 결합할 수 있는 항체)이나 더 나아가 삼중 특이적 결합(세 개의 표적과 결합할 수 있는 항체)을 형성하도록 만듦으로써 더 강한 약효를 가지게 하거나 기존에 없던 새로운 효과를 모색하는 연구가 가장 활발한 분야라고 할 수 있다(많은 제약회사와 바이오벤처기업에서는 각자의 목적에 최적화된 플랫폼의 개량항체 또는 항체 유사품을 개발 중에 있다). 하지만 이런 접근법은 기존에 존재하던 항체 의약품에 기능을 덧붙인다는 점에서 패러다임의 변화라고 표현하기에는 부족하다고 할 수 있다. 앞서 우리는 프로탁이 기존 합성의약품과는 다른 작동 방식을 이용하여 약물 표적 단백질의 수를 획기적으로 확대한 시도들과 함께 CAR-T가 범용적인 플랫폼 연구를 통해서 기존 CAR-T의 한계를 뛰어넘으려는 노력을 살펴보았다. 그렇다면 바이오 의약품에서도 이에 상응할 만한 패러다임의 변화를 찾아볼 수 있지 않을까? 약물 표적의 수를 획기적으로 확대하고, 범용성을 지향하는 새로운 연구가 없는지 한번 살펴보자.

이런 관점에서 대단히 흥미로운 연구가 2017년 〈셀〉에 발표되었다.[10] 케임브리지 대학 분자생물학연구소의 딘 클리프트 Dean Clift와 멜리나 슈Melina Schuh 연구팀은 '빠르고 정확한 내

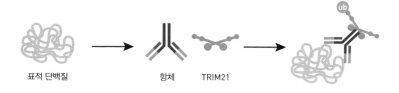

| | | |
|---|---|---|
| 표적 단백질 | 항체 | TRIM21 |

**그림5** 항체를 이용해 세포 안의 다양한 단백질을 제거하는 트림어웨이 방법

성 단백질의 분해 방법A Method for the Acute and Rapid Degradation of Endogenous Proteins'이라는 제목의 논문에서 항체와 결합하는 단백질 'Trim21'을 이용해 문제가 되는 단백질을 분해하는 방법을 제안하고 있다. '트림어웨이Trim-Away'라고 명명된 이 방법은 항체와 특이적으로 결합하는 단백질을 항체의 또 다른 부분에 결합하는 Trim21를 이용해 분해하는 방법으로, 마치 프로탁의 작용 메커니즘을 연상하게 한다(**그림5**). Trim21이 세포 내 단백질 분해 과정에서 중요한 역할을 한다는 점이 밝혀진 것이 2010년[11]으로 채 10년이 지나지 않았다는 사실을 고려하면 매우 놀라운 성과라고 하겠다.

이런 트림어웨이 방법은 세포 내의 다양한 위치에 있는 단백질에 모두 작용하고, 기존의 방법으로는 제거할 수 없었던 신호 전달 과정에 있는 단백질(인산화된 단백질에만 선택적으로 결합하는 항체를 이용하면 특정 신호를 주고 있는 단백질만을 제거할 수도 있다), 핵에 있는 단백질, 반감기가 상당히 긴 단백질도 쉽게 제거한다. 특히 기존의 항체나 융합단백질을 이용한 방법이 세포 표면에 위치한 단백질로 한정된 반면, 트림어웨이 방법은 적절한 항체들을 이용하면 세포 내의 여러 소기관이 어디에 위치하는가와 무관하게 적용될 수 있다. 이런 이유로 트림어웨이는 항체를 이용한 치료제의 이상적인 목표에 근접했다고 볼 수 있다. 프로탁과 마찬가지로 약물 적용 가능성이 거의 무한대에 가까워졌을 뿐 아니라, 범용 CAR-T처럼 단백질을 분해하는 데 범용적으로 이용될 수 있기 때문이다.

하지만 이 방법을 치료에 사용하기에는 아직 많은 문제가 있다. 무엇보다도, 논문에서는 많은 양의 항체와 Trim21이 세포에 존재하도록 유도하기 위해 전기영동법을 사용했는데, 이 방법은 사람에게 사용할 수 없다. 이런 현실적인 문제를 극복하는 것이 항체 치료의 효과를 극대화하는 트림어웨이의 성패를 가를 것으로 보인다. 그렇다면 항체 치료의 이상적인 목표에 근접한 트림어웨이 방법을 현실화시킬 수 있는 방법에는 무엇이 있을까?

실제로 몇몇 회사들이 항체를 세포 안으로 전달하는 방법과 함께 '세포 투과 항체 플랫폼'에 대한 연구를 진행 중에 있다. 크기가 작은 합성화합물의 경우 세포 안으로 침투하는 것이 어렵지 않지만, 분자 크기가 거대한 항체는 현실적으로 세포 안으로 침투하여 약물 효과를 보기가 대단히 어렵다. 하지만 위에서 살펴봤듯 항체가 가지고 있는 결합 특이성을 고려해 항체가 세포 내에서 작용하도록 만들 수 있는 플랫폼을 구현한다면, 이는 바이오 의약품의 패러다임에 혁신적인 변화를 가져올 것으로 기대된다.

이와 더불어 뇌에서 나타나는 질병을 치료하기 위해서는 약물이 혈액뇌장벽BBB: Blood-Brain Barrier을 통과해야 한다. 뇌는 선천적으로 각종 화합물의 오염으로부터 스스로를 보호하는 작동시스템이 있기 때문에 합성화합물과 같이 작은 크기의 약물이라도 혈액뇌장벽을 통과하기가 쉽지 않다. 따라서 많은 기업이 알츠하이머병이나 파킨슨병과 같은 뇌질환 치료제 개발을 위하여 혈액뇌장벽을 통과할 수 있는 플랫폼을 연구 중에 있다. 이에 대해 몇몇 기업이 독보적인 성과를 거두기도 했지만 혈액뇌장벽 투과율에 있어서 여전히 제한적인 측면이 존재한다. 그 한계를 극복할 수 있는 플랫폼의 등장은 뇌질환 치료제 개발 판도를 근본적으로 바꿀 것으로 기대된다.

이처럼 항체 치료를 비롯한 바이오 의약품 연구에도 프로탁이나 범용 CAR-T와 같은 근본적인 변화가 시작되고 있다. 하지만 이 변화가 실제 혁신으로 이어지기 위해서는 효율적인 세포 및 혈액뇌장벽 투과가 가능한 항체 플랫폼이 마련되고 임상에서 성과를 보여야 할 것이다.

───────

지금까지 신약 개발의 새로운 트렌드에 대해 약물 접근 방식의 관점에서 살펴보았다. 합성의약품에서는 프로탁의 등장으로 약물 표적의 가능성이 무한대로 확장되었고, 세포치료제에서는 범용 CAR-T의 등장으로 효율성이 극단적으로 증가했다. 물론 이 약물들이 실제 제품으로 개발되어 시장에서 강자가 되기에는 아직 많은 시간이 필요할 것으로 보이지만 말이다. 트림어웨이 기법 또한 기존 항체 치료의 단점을 극복하고 이상적인 치료제 마련의 길을 열 수 있는 가능성을 실험적으로 보여주었지만, 안타깝게도 이는 아직 실험실과 논문에서의 이야기에 불과하다. 가까운 현실에서 바이오 의약품 분야의 획기적인 변화는 아마도 세포 투과나 혈액뇌장벽 투과 등의 한계를 극복하는 방식으로 구현되지 않을까 예측해본다.

현재 많은 기업과 대학의 연구 기관에서 수많은 종류의 기술을 연구하고 있다. 앞으로의 신약 개발은 기존 기술의 한계를 조금씩 극복해 나가는 것이 아니라 우리가 살펴본 프로탁이나 범용 CAR-T와 같이 상상을 뛰어넘는 효과를 가져올 새로운 약물 접근 방식과 그 플랫폼의 변화가 주도할 것이다. 그 흐름을 포착하기 위해서는 약물 접근 방식의 다양한 변화들에 대해서 꾸준히 관심을 가져야 한다. 지금까지는 약물 접근 방식의 변화가 신약 개발에 미칠 영향에 대해서 살펴보았다. 뒷 장에서는 학문의 영역 관점에서 어떤 분야가 신약 개발을 위한 획기적인 기여를 할 것으로 보일까 이야기해보고자 한다. 혹시 신약 개발에는 관심이 있지만, 생물학이나 화학에 재능이 없다고 생각하는 학생들이 있다면, 도움이 되지 않을까 생각해본다.

면역을 표적으로 하는 약물은 오랜 역사를 가진다. 우리가 흔히
알고 있는 백신의 경우는 18~19세기부터 사용되기 시작했다. 백
신을 이용한 예방접종은 감염원과 비슷한 물질이나 약화된 감염
원을 인체에 주입하여 진짜 병원체가 침입했을 때 인간이 가지고
있는 면역력을 통해 방어하는 방법이다. 백신의 개발과 보급에는
우두법을 개발하여 천연두를 예방한 영국의 에드워드 제너Edward
Jenner(1749~1823), 천연두를 넘어 다른 질병으로 예방접종을 확대
한 프랑스의 루이 파스퇴르Louis Pasteur(1822~1895), 그리고 오늘
날 세균학의 기초가 되는 '코흐의 공리Koch's postulates(미생물과 질
병 사이의 인과적 관계를 설명하기 위해 제안된 기준)'를 통하여 세균이 특
정 질병을 일으킨다는 사실을 입증한 독일의 로베르트 코흐Robert
Koch(1843~1910)가 크게 공헌했다. 이들이 발전시킨 백신은 사람
의 면역체계를 이용하는 치료제의 시초였다.

그 이후로는 1950년대부터 사용해온 스테로이드steroid가 있다. 지금은 '스테로이드'라고 하면 운동 선수들이 성적을 끌어올리기 위해 사용했던 약물로 알려져 있지만, 사실 스테로이드는 특정 분자구조를 가지는 화합물을 통칭하는 용어로 우리 몸에서도 부신피질에서 일부 생성되는 화학물질이다(예컨대, 테스토스테론이나 프로게스테론도 스테로이드의 일종이다). 구체적으로, 스테로이드는 우리의 면역체계에 작용하여 강한 항염증 효과를 보이는 호르몬 당질 코르티코이드glucocorticoid와 비슷한 화학구조를 가진 합성물질을 말한다. 이런 특성으로 스테로이드는 류마티스성 관절염과 같은 과다한 염증의 억제가 필요한 질병 치료에 사용되며, 현재도 사용되고 있다.

1990년대에 와서는 자가면역질환을 치료하기 위한 새로운 약물 메커니즘이 사용되기 시작했다. 자가면역질환이란 말 그대로 자신의 면역에 이상이 생겨 나타나는 질병으로, 과다한 면역 반응에 의해 발생하는 자가면역질환과 호흡기질환의 치료를 위해 많은 종류의 항체 신약이 개발되었다. 이러한 신약들은 면역 관련 메커니즘에 작용해 비정상적인 면역을 정상화시켜 질병을 치료한다(자가면역질환의 신약 개발 현황에 대해서는 2-3장과 2-4장에서 더 자세히 다룰 것이다).

그러나 2010년대 이후 전혀 새로운 면역치료의 물결이 시작되었다. 바로 면역을 적극적으로 활용해 병을 치료하는 면역항암 치료가 그것이다. 기존의 항암 치료는 수술과 방사선 치료를 제

| 약명 | 약물 표적 | 약물접근방식 | 적응증 |
|---|---|---|---|
| 키트루다 | PD-1 | 항체 | 전이성 흑색종, 전이성 비소세포폐암 |
| 옵디보 | PD-1 | 항체 | 전이성 흑색종 |
| 여보이 | CTLA-4 | 항체 | 전이성 흑색종 |
| 티센트리크 | PD-L1 | 항체 | 화학요법 실패 후 전이성 요로상피세포암 |
| 임핀지 | PD-L1 | 항체 | 전이성 비소세포폐암, 전이성 요로상피세포암 |
| 예스카타 | CD19 | CAR-T | 미만성거대B세포림프종 |
| 킴리아 | CD19 | CAR-T | 급성 림프구성 백혈병 |

**표1** 면역을 이용해 암을 치료하는 약들

외하면 암세포를 직접 공격하는 메커니즘이 이용됐다. 예를 들어서, 시스플라틴cisplatin*이라는 화합물은 암세포의 세포분열에 필요한 DNA 복제 과정에 작용함으로써 암세포의 증식을 막는 항암제로 폐암, 방광암, 난소암, 두경부암, 자궁경부암 등 다양한 암 치료에 사용된다. 하지만 이 약은 여러 독성으로 인해 신장 손상 등의 부작용을 일으키므로 환자가 힘들어하는 경우가 많다.

반면 최근 출시되고 있는 각종 면역항암제는 암 환경에서 억제되고 있는 환자의 면역력을 올려주는 방식으로 암에 저항한다(**그림1**과 **표1** 참고). 우리가 본래 가지고 있던 면역계가 암세포를 직

---

* 백금 원소에 2개의 염소와 암모니아가 결합된 화합물로 가장 널리 사용되는 항암 치료제지만 신장 손상 등 여러 부작용이 나타난다.

접 공격하게 하는 것이다. 그렇기 때문에 환자들이 느끼는 고통은 기존의 항암제에 비해 현저히 줄어든다. 물론 약물에 대한 좋은 반응성을 보이는 환자가 제한적이라는 문제는 있지만, 탁월한 효능과 상대적으로 안전한 방법으로 암을 치료할 수 있다는 점에서 면역을 이용한 약물 치료의 범위가 한층 더 넓어졌다는 사실은 분명하다(물론 기존 약물의 부작용을 극복했지만, 새로운 종류의 부작용이 있을 수 있으므로 이에 대한 모니터링은 필요하다). 그렇다면 앞으로 면역을 활용한 치료는 어디까지 그 범위가 확대될 수 있을까?

이를 가늠하기 위해, 먼저 면역치료와 관련된 기초 연구들이 어떤 방향으로 진행되고 있는지 살펴보자. 우선 알츠하이머병이나 파킨슨병으로 대표되는 퇴행성 뇌질환에서의 면역치료 연구 현황을 알아보자.[12] 기존에는 알츠하이머병 환자의 뇌에서 발견되는 비정상적 단백질을 제거함으로써 질환을 치료하려는 시도가 주류를 이루었지만, 이러한 시도는 대부분 임상에서 실패했다. 과연 이런 단백질을 제거한다고 증상이 호전될 것인지에 대한 의문 또한 제기되고 있다.[13]

이에 대한 대안으로 제시된 것이 바로 면역치료다. 최근 면역을 조절하는 방법으로 퇴행성 뇌질환을 극복하는 방안에 대한 논문이 다수 발표되고 있다.[14] 그 대표적인 예로 이스라엘 바이츠만 연구소의 미쉘 슈워츠Michal Schwartz 연구팀의 알츠하이머병 연구가 있다.[15] 이들은 면역을 증가시켜 면역세포가 직접 아밀로이드를 제거하도록 했다. 연구진에 따르면 항암 치료제로 사용되고 있는 항PD-1 항체를 이용해 면역을 증가시켜 면역세포 중 하나인 인터페론감마interferon gamma의 농도를 높이면, 뇌의 한 부분인 맥락총choroid plexus*에서의 인터페론감마 농도도 높아진다. 이에 따라 면역세포 중 하나인 '단핵구에서 유래된 대식세포 monocyte-derived macrophages'가 뇌로 침투해 뇌에 침착된 아밀로이드를 제거하게 된다. 동물을 대상으로 본 실험을 진행한 결과 이들 동물에서 인지능력이 향상되는 것으로 나타났다.

한편, 뇌에 상주하는 면역세포인 미세아교세포microglia에 대한 연구도 활발히 진행되고 있다. 다양한 중추신경계 장애와 미세아교세포 사이의 관련성을 보여주는 연구 결과가 다수 발표되었고, 이렇게 면역세포의 활동성을 조절하는 방법으로 치료제를 개발하는 연구가 현재 활발히 진행 중이다.[16]

면역을 이용한 치료는 면역질환에서 암으로 그리고 다시 뇌질환으로 그 영역을 확대해가고 있다. 이들 분야에서 좋은 결과가 나타나면, 면역치료는 향후 기초 연구의 성과에 따라서 대사질환, 심혈관질환, 안과질환, 골관절염, 노화 등 다양한 질병으로 더욱 확대될 전망이다.

* 면역세포들이 혈액에서 뇌로 들어오는 관문으로, 많은 수의 면역세포가 이곳에서 관찰된다.

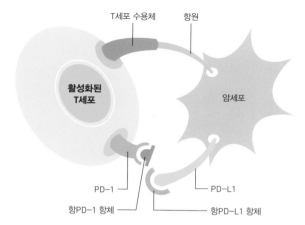

**그림1** 항PD-1 항체를 이용하는 면역항암제의 작용 원리. PD-1은 면역세포인 T세포의 표면에 있는 단백질로, 암세포 표면에 있는 PD-L1과 PD-L2가 PD-1과 결합하면 T세포는 암세포를 공격하지 못한다. 면역항암제는 이 결합을 억제해 면역세포가 암세포를 공격하도록 유도한다.

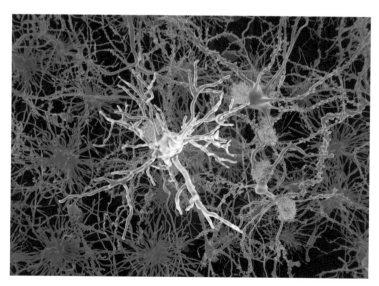

**그림2** 뇌에서 면역기능을 담당하는 면역세포 중 하나인 미세아교세포. 알츠하이머병이 있는 뇌에서 베타아밀로이드 플라크(노란색)를 제거하는 미세아교세포를 그림으로 나타냈다.

## 코로나19 바이러스 치료제 개발이 어려운 이유

2020년 4월 5일 현재 전 세계적으로 코로나19 팬데믹이 진행 중이다. 업무상 여러 나라 사람들과 전화나 이메일로 이야기를 하다 보면 요즘은 가장 먼저 하는 이야기가 코로나19다. 서로 각자의 나라에서 상황이 어떻게 변하고 있는지 이야기하다 보면 이들이 한국을 코로나19 대응의 모범으로 인식하고 있음을 쉽게 알수 있다. 매우 자랑스러운 일임에는 분명하나 이러한 성과는 한국 의료진의 뼈를 깎는 헌신과 사회 구성원들의 희생이 있었기에 가능한 일이었다. 전 세계적인 유행병 앞에서는 비록 정도의 차이는 있으나 모두가 힘들고 어려운 시기를 보내야만 하니, 언제쯤이면 이 어려움에서 벗어나 일상으로 복귀할 수 있을지 궁금해질 수밖에 없다.

전 세계적으로 진행되고 있는 사회적 거리두기를 끝내고 평온한 일상으로 돌아가기 위해서는 물론 백신과 치료제가 필요하다. 언론을 통해 중국, 한국, 미국, 유럽 등 여러 나라에서 다양한 치료제에 대한 임상시험이 진행 중이라는 소식이 들려오고 있다. 여기서는 간단히 바이러스를 통한 감염의 경우 어떤 치료제가 개발될 수 있는지 살펴보려고 한다. 바이러스의 침투 경로 및 생존 방식을 살펴보면 현재 진행 중인 치료제들의 전략을 쉽게 이해할수 있다.

코로나19 바이러스는 표면이 스파이크 단백질이라는 돌기 모

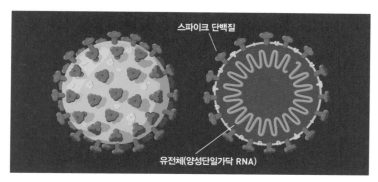

스파이크 단백질

유전체(양성단일가닥 RNA)

**그림3** 코로나19 바이러스의 구조

양의 단백질로 덮여 있다(**그림3**). 이 돌기(스파이크)가 사람의 세포 표면에 있는 특이적 단백질 수용체 ACE2나 효소 단백질 TMPRSS2에 결합함으로써 세포 안으로 진입할 수 있다고 한다. 그러면 이 스파이크 단백질과 사람의 단백질 수용체 또는 효소 단백질과의 결합을 막으면 바이러스 감염을 치료할 수 있지 않을까? 현재 많은 제약바이오 회사들이 연구 중인 치료제가 바로 이러한 접근 방식을 이용한 것으로, 아직은 치료제 개발의 초기 단계에 있다. 여기서 두 방향의 개발 전략을 생각해 볼 수 있다. 첫 번째는 바이러스의 스파이크 단백질과 결합할 수 있는 항체 또는 융합단백질을 찾는 것, 두 번째는 사람의 단백질 수용체 및 효소 단백질과 결합하는 항체 또는 융합단백질을 찾는 것이다. 바이러스나 사람의 단백질 중 어느 한쪽에 치료제 단백질을 결합시킴으로써 바이러스와 사람의 단백질이 서로 결합하는 것을 차단하는 것이다. 즉, 이러한 형태의 항체나 융합단백질을 환자에게 투여하면 치료제 단백질들은 바이러스쪽 또는 사람쪽 단백질과 결합해 바이러스가 사람의 세포로 침입하는 것을 막아낼 수 있다. 그러나 이런 전략의 치료제 개발이 아직 초기 단계에 머무는 까닭은 코로나19의 침입 경로는 일반적인 바이러스 침입과 약간 달라 이번 대유행 이전에 연구된 바가 없기 때문이다. 잘 알려져 있는 바이러스의 일반적인 침입 경로는 내포작용endocytosis을 이용하는 것이다. 즉, 세포가 외부 물질을 세포 안으로 삼키는 작용을 이용해 세포 내로 침입하는 것이다. 미국의 트럼프 대통령이 "좋은 예감이 든다I feel good about it"면서 언급한 약물인 하이드록시클로로퀸hydroxychloroquine이 바로 이런 통로에 영향을 주는 약물이다. 하이드록시클로로퀸이 비록 소규모 임상에서 긍정적인 결과를 보이기도 했지만, 위에서 언급한 바와 같이 코로나19의 침투 경로는 다른 바이러스와는 다른 것으로 보이며, 특히 하이드록시클로로퀸 치료로 효과를 보기 위해서는 고용량투여가 필요한데, 이 경우 심각한 부작용이 발생할 수 있다. 따라서 하이드록시클로로퀸은 그다지 유망한 치료제 후보군이라고 할 수는 없을 것 같다.

그러면 지금 현재 가장 주목을 받고 있는 치료제에는 어떤 것들이 있을까? 많은 사람이 주목하고 있는 약물 중 하나가 바로 길리어드 사이언스의 렘데시비르Remdesivir다. 이 약물은 코로나19의 침투경로 중 어떤 단계에서 작동하는 것일까?

여러분도 DNA는 RNA를 생산하고, RNA는 단백질을 만들어낸다는 사실들을 알고 있을 것이다. 이런 과정을 통해 유기체는 자신의 유전정보를 복제하고 생명을 연장한다. 코로나19는 일종의 RNA 바이러스인데, RNA 바이러스는 자신의 유전정보를 DNA 형태가 아닌 RNA 형태로 보관하고 있으며, 숙주에 침입하여 자신의 유전정보들을 계속 만들어내는 자기복제 방식을 통해서 생존한다. 따라서 이 과정, 즉 바이러스의 자기복제 과정에 꼭 필요한 효소들에 결합하여 그 작용을 저해할 수 있다면 바이러스의 증식을 막을 수 있다. 렘데시비르가 바로 이런 접근법을 이용하는 치료제로, 중합효소 RNA의 작용을 저해하는 효과를 가진다. 렘데시비르는 수년 전에 유행한 또 다른 RNA 바이러스인 에볼라 바이러스의 치료제로 개발되었으며 임상2상(약물의 안전성 및 적은 수의 환자들을 대상으로 한 효능 확인)에 성공하였으나 최종적인 허가를 받지는 못했다(당시 에볼라 환자들의 치료가 진행된 콩고의 발표에 따르면, 렘데시비르는 다른 항체 치료제들보다 효과가 훨씬 약했다고 발표했다). 렘데시비르를 이용한 임상이 중국에서 4월초에 마무리되었으며 이에 대한 분석 결과가 곧 발표될 것으로 예측되고 있으므로, 그 결과에 따라서 전 세계적인 코로나19 대유행에 필요한 중요한 치료제가 처음으로 허가 받고 판매될 수도 있다.

코로나19와 같이 전파력이 높은 감염병의 경우 감염 이후에 필요한 치료제도 중요하겠지만, 자신의 면역체계로 감염을 통제할 수 있도록 만드는 백신 개발도 중요하다. 백신의 종류는 DNA 백신, RNA 백신, 세포나 단백질을 이용한 백신, 그리고 살아 있는 균을 약화시켜 직접 사용하는 방법 등 매우 다양하다. 그러나 그 원리는 기본적으로 동일하다고 할 수 있는데, 앞에서도 설명 했듯이 바이러스 자체 또는 그 바이러스의 특징적인 단백질 또 는 그 단백질의 일부를 직접(단백질) 또는 간접(단백질을 만들어낼 수 있는 DNA나 RNA)적으로 인체에 주입해 우리의 면역체계가 그것을 인식하고 대응할 수 있는 항체를 생성할 수 있게 만드는 것이 바로 백신이다. 현재 여러 회사들이 앞다투어 백신 개발에 노력하고 있으며, 몇몇 백신에 대한 임상이 시작되었다는 소식이 들려오고 있다. 한편에서는 12개월에서 18개월 안에 백신을 상용화할 수 있다는 대단히 희망 섞인 기사들도 찾아볼 수 있다. 그럼에도 왜 백신을 수개월 안에 만들어내지 못하는지 궁금해하는 사람들도 많은 것 같다.

백신도 다른 약들과 마찬가지로 그 안전성 및 치료 효과를 다각적으로 확인을 해야 시판이 될 수 있다. 우선 임상을 진행하기 위해는 약물에 대한 동물 실험에서의 효과 및 안전성, 백신의 제조방법의 균일성 등을 확인할 수 있는 내용의 문서를 제출해야 한다. 임상 허가가 났다고 끝난 것은 아니다. 임상 1상, 2상, 3상을 거치며 약물이 얼마 정도의 투여량에서 효과가 있는지, 그 투여량에서 백신은 충분히 안전한지(심각한 수준의 부작용은 혹시 없는 지), 원래 의도했던 약효나 면역력이 생기는지(항체의 형성), 그리고 그 효과는 어떤 수준으로 나타나는지 등을 판단해야 한다. 임상의 단계가 높아질수록 임상에 참여하는 환자들도 점점 더 많아지게 된다.

　빠른 백신 개발이 중요하다고 강조하는 정치인들의 목소리도 들을 수 있으며, 특히 트럼프 미국 대통령의 경우는 수개월 안에 백신 개발이 완료될 것이라고 말했다가 바로 전문가들로부터 반박을 당하기도 했다. 백신 개발의 속도도 중요한 것은 사실이지만, 안전하지 못한 백신은 오히려 인류에게 더 큰 피해를 줄 수도 있다. 백신은 치료제와 다르게 건강한 사람들에게 주사하는 것이기 때문이다. 이런 이유들로 치료제 개발과 백신 개발에는 충분한 시간이 필요하다. 아직 개발의 초기 단계에 불과한 성과들을 과대 포장한 기사들과 그러나 기사에 따라 요동을 치는 몇몇 바이오 및 제약 회사들의 주가들을 보면 과하다는 생각을 지울 수 없다.

　현재 진행 중인 코로나19 대유행만 살펴보아도 치료제의 개발이 얼마나 중요한지, 이러한 약물이 수많은 사람들의 삶에 얼마나 큰 영향을 주고 있는지 피부로 느낄 수 있다. 생명에 직접적인 영향을 주는 암을 포함한 각종 질병은 물론 일상적인 삶의 질에 큰 영향을 주는 각종 만성 질병들의 치료제의 개발이 얼마나 중요한 일인지 새롭게 느낄 수 있는 기간이다. 일반인들도 이번 일들을 계기로 수많은 연구자들이 치료제 개발을 위해서 평생을 고민하고 노력하고 있다는 사실을 기억해주었으면 한다.

면역항암제의 치료과정에서 나타나는 부작용 중 하나가 바로 대
장염이다. 면역항암제 투여 환자의 약 40퍼센트에서 발생하는 것
으로 알려진 대장염은 면역항암제 투여 시 발생하는 두 번째로
높은 부작용이다. 현재 치료 가이드라인은 면역항암제의 투여 과
정에서 대장염이 확인되면 치료를 중단할 것을 명시하고 있다.

　이러한 부작용에 대한 대처로 조금 기이한 치료법이 제안되었
다. 2018년 〈네이처 메디신*Nature Medicine*〉에 발표된 연구에 따르
면 건강한 사람의 변을 이식함으로써 대장염을 치료할 수 있다고
한다.[17] 텍사스 대학교 MD 앤더슨 암센터MD Anderson Cancer Center
의 잉홍 왕Yinghong Wang 연구팀은 대장염의 표준 치료제인 인플
릭시맙infliximab(TNF-α 저해제)과 베돌리주맙vedolizumab(integrin
a4b7 저해제)에 내성을 보이는 면역항암제 투여자 두 명에게 정상
인에서 채취한 분변을 화학처리 후 필터에 걸러서 주입했더니

1~2회 분변 이식 이후 대장염이 완전히 사라지는 결과를 관찰했다. 환자 2명 모두 분변 이식 후 정상인과 비슷한 장내 미생물의 분포를 보였으며, 이와 더불어 면역 반응을 억제하는 미생물의 군집이 새롭게 생성되었음을 확인할 수 있었다. 미생물 분포의 변화로 인해 면역을 억제시키는 조절 T세포regulatory T cell가 증가하여 면역 반응에 의한 염증과 궤양을 감소시킨 것이다. 이처럼 대장 안에 존재하는 미생물들이 우리가 생각하지 못한 역할들을 하고 있음이 속속 밝혀지고 있으며, 약학과는 거리가 있어 보이던 장내 미생물 연구가 이제는 신약 개발에도 영향을 미치기 시작하고 있다.

미생물이 우리 건강에 미치는 영향에 대해 현재까지 진행된 연구는 대체로 세균성 장내 미생물bacterial gut microbiome에 초점을 맞추고 있다. 장에는 인체 부위 중에서도 가장 많은 미생물이 서식하고 있으며, 그중 세균성 장내 미생물은 인간의 면역계와 교류하는 가장 큰 집단이라고 할 수 있기 때문에 이 분야에 대한 연구가 집중되고 있는 것이다.

인간의 장에는 약 100조 마리의 미생물이 살고 있다. 사람의 세포 수가 대략 37조 개인 점을 감안하면, 우리 몸에는 세포보다 세 배나 많은 미생물이 살고 있는 것이다. 이 미생물들은 인간의 유전자보다 150배 많은 수백만 개의 유전자를 발현하여 장에서 우리가 섭취하는 음식물의 대사에 관여하는 방식으로 사람과 공생을 하고, 사람의 면역기능과 복잡한 상호작용을 함으로써 항상성을 유지한다. 이런 까닭에 일부 과학자들은 장내 미생물을 '두 번째 유전체second genome', 또는 인간의 '또 다른 장기'라고 부르기도 한다.[18]

따라서 만일 특정 세균이 비정상적으로 증식하거나 감소함으로써 장내세균의 구성에 큰 변화가 일어나면, 장내세균의 총량에 비례하여 장내세균의 유전자에서 발현되는 각종 단백질의 구성도 변화해 결과적으로 우리 몸의 신진대사에도 변화가 나타날 것이다. 또한 장내세균과 장내상피세포 및 면역세포 간의 상호작용으로 유지되던 면역의 항상성에도 변화(균형의 파괴)가 생길 수 있다. 이런 변화는 단순히 장에만 국한되는 것이 아니라 개체의 면역과 대사 전반에 영향을 미치게 된다.

장내 미생물에 대한 한 가지 예로 다음의 흥미로운 연구를 살펴보자. 장내 미생물은 개체의 수명에도 영향을 준다고 한다. 막스플랑크 노화생물학 연구소의 다리오 발렌사노Dario Riccardo Valenzano 연구팀은 나이가 많은 물고기가 어린 물고기의 변에 있는 장내 미생물을 먹었을 때 더 오래 살 수 있음을 보여주었다.[19] 6주령의 어린 물고기의 장내 미생물을 먹은 16주차 물고기는 그렇지 않은 물고기와 비교할 때 약 41퍼센트의 수명 연장 효과를 보이는 것으로 나타났다. 무엇이 장수 효과를 냈을까? 연구자들은 장내 미생물의 다양성에서 그 이유를 찾았다. 어린 물고기의 장내에는 박테로이데테스Bacteroidetes, 페르미쿠테스Firmicutes, 방선균류Actinobacteria 등 다양한 미생물이 상당한 양으로 농축되어 있었지만, 보통의 나이든 물고기(어린 물고기의 변을 섭취하지 않은 보통 개체)의 장내에는 프로테오박테리아*Proteobacteria*라는 특정 미생물이 대다수여서 장내 미생물의 다양성이 대단히 제한되어 나타난다. 이처럼 장내 미생물의 분포는 개체의 수명 등 대사 전반에 큰 영향을 미치는 것으로 나타났다.

인간의 경우에도[20] 나이가 들수록 장내 미생물의 다양성이 줄어들고 병원성 미생물의 군집이 주로 형성되는 경향이 있음이 확인되었다.[21] 면역세포의 80퍼센트가 장내에 분포한다는 점을 고려할 때, 장내에서 해로운 미생물이 유익한 미생물보다 경쟁 우위를 차지할 수 있는 환경이 조성된다면 나이를 먹음에 따라 면역력이 약화되는 현상도 설명할 수 있을 것으로 보인다.[22] 외국에는 이미 제대혈 은행처럼 '대변 은행' 또한 장내 미생물 이식을 위한 목적으로 존재하고 있으며, 국내에서도 진행 중이라니 놀랍지 않은가?

인체 미생물에 대한 연구 초기에는 주로 미생물 성분에 대한 설명에 집중되는 경향이 있었다. 하지만 그 이후의 연구들은 인체 특정 기관에 서식하는 미생물의 특징과 숙주-미생물 사이의 상호작용에 더 초점을 맞추고 있으며, 현재는 미생물과 인체 특정 기관들 사이의 상호작용에까지 그 연구 범위가 확대되었다. 이런 대표적 예로 뇌와 장 축에 대한 연구를 기반으로 미생물과 신경발달장애, 퇴행성 뇌질환 사이의 관계를 탐구하는 연구가 있다.[23]

최근에는 소화기질환(염증성 장질환, 과민성 장증후군)뿐만 아니라 다양한 종류의 대사질환(비만, 당뇨, 비알콜성 지방간염, 대사증후군, 고혈압, 내분비이상), 면역질환(염증성 장질환, 류마티스성 관절염, 셀리악병) 그리고 뇌질환(자폐증, 파킨슨병) 등이 장내세균 구성과 연관이 있다는 연구 결과들이 보고되고 있다.[24] 이 결과들은 장내 미생물이 질병과 건강에 관여하는 정도가 깊고도 넓다는 것을 말해준다. 특히 장질환을 치료하기 위해 개발된 치료제가 면역항암제의 효과에도 영향을 준다는 연구들이 보고되면서 장내 미생물에 대한 연구는 더욱 확대되고 있는 추세다. 한 프랑스의 투자사 리포트에 따르면 2018년 한 해 동안에만 2400건이 넘는 장내 미생물 연구와 연관된 임상시험이 진행되었다. 이 숫자는 전년도인 2017년의 약 1600건에 비해 급격히 증가한 것이다.

빅데이터 분석과 딥러닝deep learning 기법으로 신약 후보 물질을 찾는 생명공학 기업 '인실리코 메디신Insilico Medicine'은 2016년 '라이프 익스텐션 재단Life Extension Foundation'과 협력 연구를 통해 노화를 일으키는 세포 및 분자의 과정을 늦추거나 역전시킬 수 있는 자연 발생 화합물을 찾기 위한 연구를 시작했다. 보통이라면 이런 화합물을 찾기 위해 연구원들이 연구실에서 화학 합성 실험을 했겠지만, 인실리코 메디신은 조금 다른 방법으로 화합물을 선별했다. 바로 딥러닝 알고리즘을 적용한 것이다. 연구가 시작된 지 1년 만인 2017년 3월 1일, 라이프 익스텐션 재단은 '지로프로텍트GEROPROTECT'라는 새로운 기능성 식품 브랜드를 선보이고 '에이지리스 셀Ageless Cell'이라는 제품을 출시했다.[25] 그 첫 번째 제품은 인실리코 메디슨 회사의 알고리즘에 의해 선정된, 자연적으로 안전한 화합물GRAS: Generally Recognized as Safe들을 결합한 제품이었다.

인공지능이 의료계에 도입되어 의사보다 더 정확하게 암을 진단한다거나, 녹내장을 완벽히 진단했다는 내용의 기사를 본 적 있을 것이다. 제약업계에서도 인공지능을 도입한 신약 개발 연구들이 활발히 진행 중인데, 약물 표적이 되는 단백질에 특이적으로, 그리고 높은 결합력으로 결합하는 물질이나 서로 다른 두 개의 약물 표적 단백질에만 결합하는 물질 등, 소분자 유기화합물을 선별하는 일(가상 스크리닝virtual screening)에 인공지능이 활용되고 있다.

에이지리스 셀의 개발 과정을 통해 인공지능이 약물 후보 선별에 어떻게 사용되는지 더 자세히 살펴보자. 이 연구에서 인공지능 알고리즘은 세포노화와 관련된 유전자들의 변화를 종합하고 그 중요도나 강도에 따라 가중치를 부여함으로써 '노화 관련 신호 전달에 미치는 강도'를 평가하는 데 사용되었다.[26] 인실리코의 연구진은 기존에 연구된 화합물의 노화 관련성을 딥러닝 알고리즘을 통해 평가하여 점수화한 후 서열을 매겼고, 그중 상위에 속하는 10개 물질을 선별해 인간 세포를 대상으로 그 효과를 확인하는 단계를 거쳤다.[27] 에이지리스 셀은 사람 세포에서 노화를 방지하는 효과가 확인된 물질들 중 자연적으로 만들어지고 안전해 의사의 처방전이 필요하지 않은 네 가지 화합물인 미리세틴Myricetin, N-아세틸시스테인N-acetylcysteine, 감마-토코트리에놀gamma-tocotrienol, 에피갈로카테킨 갈레이트EGCG: Epigal-locatechin gallate를 선택해 만든 제품이다. 연구진은 추가적인 연구를 통해서 선택된 네 가지 물질이 핵심적인 노화 방지 경로에 영향을 미치는 방식이 매우 다르다는 것도 확인했다. 비록 이 제품은 신약이라기보다는 영양보조제로 분류되지만, 기존의 방법으로는 이렇게 짧은 시간에 얻어내기 힘든 결과라는 점에서 신약 개발에서 인공지능의 잠재력을 보여주는 좋은 예라고 하겠다.

또 다른 신약 개발과 관련된 최근 사례는 2019년 4월 글로벌 제약회사인 '글랙소스미스클라인GlaxoSmithKline'이 2017년 7월에 설립된 인공지능 기반의 신약 개발 회사 '엑스스키엔티아 Exscientia'와의 공동 연구로 폐쇄성 폐질환 치료제의 후보 물질을 발굴했다는 발표다.[28] 약학과는 전혀 다른 분야인 인공지능 연구의 발전을 통해 얻어지고 있는 이러한 획기적인 성과들이 임상에서도 좋은 성과를 보인다면, 인공지능의 활용이 신약 개발 분야의 주류로 발돋움하게 될 것으로 보인다. 물론 아직은 두 분야의 통합을 위해서 더 많은 시간이 필요하기도 하며, 더 많은 검증이 필요한 단계라고 생각되지만 말이다.

폐쇄성 폐질환 치료제의 후보 물질을 개발한 엑스스키엔티아의 경우, 기존과 다른 후보 물질을 어떤 방식으로 찾아내는 것일까? 그들이 2012년 〈네이처〉에 "다중약리적 프로파일과 리간드의 자동 설계Automated Design of Ligands to Polypharmacological Profiles"라는 제목으로 발표한 연구를 살펴보자.[29]

우선 약물의 효능과 안전성은 약물이 표적으로 하는 단백질뿐 아니라 그 외의 여러 단백질과의 상호작용을 통해 나타난다. 때에 따라서 약물의 결합이 단일 단백질하고만 일어나는 경우 약물 효능이 충분하게 나타나지 않는 경우도 있고(우리 몸에는 비슷한 역할을 하는 단백질이 여러 종 존재한다. 이런 경우에는 약물이 여러 표적에 작용함에 따라 좋은 약효를 나타내게 된다), 반대로 너무 많은 단백질과 결합할 경우 독성이나 부작용이 나타나기 쉽다. 따라서 약물 표적에 대한 여러 결합 가능성을 모두 고려한 프로파일링을 마련한 뒤 이를 바탕으로 약물을 설계할 경우, 약물 효능의 문제나 독성 및 부작용의 문제를 해결할 수 있다.

실제 논문에서 사용된 약물 후보 화합물은 알츠하이머병 치료제인 '도네페질Donepezil'로, 인지능력 향상에 도움이 되는 것으로 알려져 있는 물질이다. 연구 목표는 도네페질을 변형한 화합물 중에 혈액뇌장벽을 통과해 뇌에서 특정 도파민 수용체를 선택적으로 더 잘 활성화시키는 물질을 찾는 것이었다. 앞에서도 언급했듯이, 뇌질환 치료제는 높은 투과율로 혈액뇌장벽을 통과해야만 뇌에 도달해 약효를 발휘할 수 있으나 현재까지는 투과율이 상당히 제한적이라는 한계가 있었다. 엑스스키엔티아 연구팀은 기존의 약물을 조금씩 변형함으로써 혈액뇌장벽에 대한 투과율을 높이고자 한 것이다.

이를 위해 연구팀은 먼저 특정한 알고리즘을 이용한 프로파일링을 통해 기존의 화합물에서 특정 수용체에 대한 선택성이 증가하도록 화합물의 구조를 진화시켰다. 여기에서 핵심은 목표로 하는 수용체와 비슷한 구조를 가지는 다른 수용체에 대한 결합성을 낮추고 오직 특정 수용체에 대해서만 작동하도록 만드는 것이다. 원하지 않는 다른 수용체들에 선택성 높은 결합을 한다면 약물의 부작용이 나타날 수 있기 때문이다. 또한 연구진은 이 화합물을 다시 한번 변형해 혈액뇌장벽을 통과할 수 있도록 만들었다. 1-2장에서도 설명했지만 약물이 뇌에서 작용하기 위해서는 당연히 그것이 혈액뇌장벽을 통과할 수 있어야 하기 때문이다.

이 프로파일링의 결과들은 추후 실험적으로 검증될 필요가 있지만, 알고리즘의 발전에 따라 예측값과 실험값 사이의 차이는 점점 줄어들 것으로 보인다. 이런 딥러닝의 알고리즘을 사용하여 화합물을 디자인하는 것은 기존의 방법으로는 찾아내기 어려운 약물들을 빠르고 정확하게 찾을 수 있도록 한다. 그리고 관련된 실험들을 직접 수행하여 원하는 화합물들을 찾아내는 경우와 비교하면 시간과 비용을 크게 절약할 수 있다.

이렇듯 인공지능을 결합한 신약 개발 연구는 기존의 방식으로는 찾아내지 못했던 새로운 화합물을 찾을 기회를 제공할 수 있기 때문에 앞으로 인공지능의 활용도는 더욱더 높아질 것으로 생각된다. 또한 인공지능은 신약 후보 물질을 발굴하는 것뿐만 아니라, 환자의 기록들을 분석하여 의사가 쉽게 파악하지 못할 질병을 진단하거나 환자의 임상 결과들을 예측할 수 있는 바이오마커들을 새롭게 찾아내는 등(4-3장에서 바이오마커에 대해 좀 더 논의할 것이다) 다양한 분야에 적용될 수 있다. 이에 따라 인공지능은 경제성과 효율성뿐만이 아니라 기존의 방식으로는 구현이 불가능한 새로운 가치를 만들 수 있다는 점에서 주목을 받고 있다. 이미 다양한 신약 개발의 과정에서 인공지능이 활용되고 있음을 고려한다면, 인공지능이 앞으로 신약 개발에 좀 더 깊게 관여하게 될 것은 분명한 사실로 보인다.

약학과는 전혀 다른 분야인 인공지능의 발전이 어떻게 신약 개발에 기여를 하며, 나아가 인간수명을 100세 이상으로 연장시키는 데 도움을 주고 있는지 구체적인 예들과 함께 살펴보았다. 아직은 시작에 불과하지만 현재 많은 글로벌 제약회사가 벤처회사들과 협업하여 다양한 신약 개발 분야에 인공지능 기술을 적용하고 있으며,[30] 짧은 시간 내에 신약 개발의 판도를 획기적으로 변화시킬 것으로 보인다.

---

많은 매체가 최근의 과학기술의 발전으로 인류의 기대수명이 100세로 늘어났음을 앞다투어 보도하고 있지만, 아직 많은 질병들은 치료제가 조차 없는 것이 현실이다. 따라서, 기대수명 100세가 현실화되기 위해서는 신약개발을 통해 보다 많은 질병들이 정복되어야 할 것으로 보이며, 그렇지 못한 경우 100세를 살더라도 건강하지 못한 장수를 할 가능성이 크다. 이처럼 기대수명 100세는 과학의 발전 속도와 비슷한 수준의 신약 개발을 이미 가정으

로 하고 있는 것으로 보인다. 그러나 현실에서는 여전히 신약개발의 성공이 쉽지 않다는 것을 피부로 느낄 수 있다. 그렇다고 희망이 없는 것은 아니다. 비록 과학이 우리를 아직 불멸의 존재로 만들지 못했지만, 신약 개발과 관련된 여러 분야에 그 흐름을 바꿀 만한 획기적인 변화가 나타난 것은 사실이다. 인공지능과 같이 약과는 무관해 보이던 과학적 발전이 신약 개발의 연구 방향을 바꿀 수도 있다는 점을 생각해보면 앞으로 신약 개발의 패러다임 변화를 주도할 또 다른 학문의 출현도 기대해 볼 만하다. 열린 상상력으로 앞으로의 변화와 모험을 맞이하는 것은 어떨까?

# 6

# '마법의 탄환'과 차세대 ADC

유산균으로 유명한 메치니코프와 함께 1908년 노벨 생리의학상을 받은 독일의 과학자 파울 에를리히Paul Ehrlich는 질병의 치료를 위해서 화합물(약물)이 목표로 하는 세포에 접근해야 한다는 가정, 즉 '마법의 탄환'이라는 개념을 1907년 최초로 제안했다.[31] 약물이 정상 세포는 공격하지 않고 암세포만을 효과적으로 죽일 수 있어야 인체에 무해하고 안전하며 효율적인 치료를 할 수 있으니 원하는 세포만을 타격한다는 이러한 개념은 이상적이며 치료를 위해 꼭 필요한 기술인 듯하다. 하지만 이 개념이 처음 제안되고 약 한 세기가 지난 2000년에서야 처음으로 '항체 약물 접합체ADC: antibody-drug conjugate'인 급성 골수성 백혈병 치료제 마일로탁Mylotarg이 FDA의 승인을 받아 새로운 신약 개발의 시대를 열게 된다.[32]

## 새로운 ADC와 엔허투

그동안 허가받은 여러 ADC 치료제가 존재하지만 많은 사람이 ADC에 열광하게 된 계기는 아무래도 다이찌산쿄와 아스트라제네카가 공동 개발한 엔허투Enhertu(약물명 트라스투주맙 데룩스테칸 trastuzumab deruxtecan) 때문인 듯싶다. 엔허투는 기존의 유방암 치료제 허셉틴Herceptin(약물명 트라스투주맙trastuzumab), 즉 사람 상피세포 수용인자 수용체 2형인 HER2를 항원으로 결합해 암세포의 성장을 억제하는 단일 클론 항체에 데룩스테칸deruxtecan이라는 강력한 세포독성 약물을 연결시킨 구조의 약물이다. '마법의 탄환'처럼 항원 HER2와 결합한 항체 허셉틴은 세포 안으로 들어가서 약물을 방출하는 방식으로 암세포를 사멸시킨다. 기존에도 HER를 목표로 하는 치료제가 있었지만 엔허투가 주목받은 이유는 치료 대상의 확장성 때문이다.

똑같은 구조의 캐사일라Kadcyla(약물명 트라스투주맙 엠탄신T-DM1: trastuzumab emtansine)를 살펴보면, 마찬가지로 면역 시스템을 이용해 허셉틴이 항체로서 암세포를 공격하기는 하지만 엔허투만큼 세포독성 효과가 강력하지 않기 때문에 효과를 볼 수 있는 환자가 제한적이다. 캐사일라는 약물명에서도 드러나듯 허셉틴에 엠탄신이라는 세포독성 약물을 연결시킨 구조의 ADC인데, 엔허투와 비교해 항체당 약물 비율DAR: drug antibody ratio이 3.5로 낮고, 약물의 세포독성도 덜 강력해 효과에 한계가 있었다. 반면 엔허투는 DAR이 8로 항체당 8개의 약물이 결합하고 세포독성 약물인 데룩스테칸의 세포독성도 강해 기존 치료제들의 적응증인 HER2 양성 유방암뿐 아니라 다른 적응증이나 다른 환자군에서도 사용이 승인되었다.

실제 기존 HER2 타깃 치료제에 반응하지 않았던 환자군에게 엔허투를 투여한 임상 결과에서 환자들의 생존 기간 연장 등 긍정적인 반응이 나타났다.[33] 또한 기존 치료제를 사용하지 못했던 HER2 발현이 낮은 암환자를 대상으로 한 임상 시험에서도 대조군이었던 화학 요법 치료군과 비교해 객관적 반응률이 높았고 생존 기간 역시 길었다.[34] 다만 일부 환자에게서 심각한 부작용인 간질성 폐질환이나 폐렴이 관찰되기도 했다. 그럼에도 앞서 설명한 것처럼 기존 치료제의 한계를 뛰어넘는 임상 결과는 많은 환자에게 새로운 희망을 주고 있기에 사람들이 ADC를 주목했다.


## ADC의 구조와 작용 기전

ADC는 항체와 약물을 링커로 연결한 구조다. 항암제를 예로 들어보면 항체가 암세포에 과발현된 수용체를 목표로 원하는 암세포와 선택적으로 결합하는 역할을 하고, 약물은 세포독성 물질로 항체와 결합한 암세포를 사멸시키며, 링커는 항체와 약물을 결합시키는 역할을 한다.

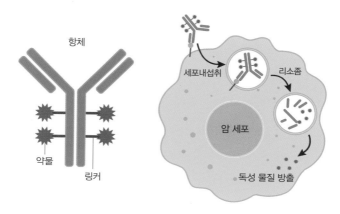

**그림1** ADC의 구조와 주요 기능

그럼 ADC가 어떤 기전을 통해서 작동하는지 살펴보자. 우선 ADC는 항체의 기능에 의해서 항원이 있는 세포막의 수용체를 찾아서 결합한다. 이때 암세포가 특이적으로 과발현하는 수용체를 표적하는 항원이 일반적으로 선택된다. 암세포 표면의 수용체와 ADC의 결합은 세포내섭취endocytosis 과정을 유도해 세포 밖에 위치한 물질을 세포막과 함께 세포 안으로 들어가게 만든다. 세포 안으로 들어온 수용체와 ADC가 세포 소기관인 리소좀lysosome과 융합하면, 항체 부분은 분해되고 약물이 방출된다. 세포질로 방출된 약물은 약물 표적과 결합하여 각각의 세포독성 기전이 작동되고, 그 결과 암세포가 사멸한다. 항체의 선택적인 결합 기능에 세포독성 약물을 결합하여 암세포를 효과적으로 죽이고 정상 세포에는 영향을 주지 않는 '마법의 탄환'이 작동하는 것이다. 그리고 약물은 암세포 사멸 이후 세포 밖으로 나와서 주변에 있는 다른 암세포로 들어가 해당 암세포를 사멸시키기도 하는데, 이를 방관자 효과bystander effect라고 한다.

물론 허셉틴 역시 항체 그 자체가 항원과 결합하면서 유도되는 보체 의존성 세포독성CDC, 항체 의존성 세포독성ADCC, 항체 의존성 세포포식ADCP 등과 같은 암세포 사멸 효과(일반적으로 사용하는 IgG1 항체의 효과)는 여전히 유효하다.


## 링커 접합 기술의 진화

초창기의 ADC에서는 링커의 안정성에 문제가 많았다. ADC를 링커 및 약물이 없는 일반 항체와 비교해보면, ADC는 혈액 내에서 순환되는 시간이 현저히 짧았고, 이런 낮은 안정성 때문에 약물이 원하는 장소에 도달하기도 전에 방출되는 부작용이 나타났다. 이 문제를 극복하기 위해 많은 노력을 기울였고, 지금은 개선된 링커들을 사용해 일반 항체와 비교해도 혈액 내 순환 시간에 큰 차이가 나지 않도록 ADC의 안정성을 확보했다.

또한 ADC는 목표로 하는 세포막 수용체가 (낮은 수준이라도) 정상 세포에 발현되는 경우 그와 결합해 정상 세포의 사멸을 유도할 수 있다는 문제가 있다. 이런 정상 세포를 사멸시키는 부작용을 줄이기 위해서 특정 효소에 의해서만 절단되는 링커를 사용하는 방향으로 기술들이 발전하고 있다. 예를 들어 암세포의 리소좀에서 많이 발현되는 효소로 분해되는 링커를 사용하는 경우, 정상 세포로 들어간 ADC는 약물을 방출하지 않고 암세포에서만 약물을 방출해 암세포만을 선택적으로 사멸시킬 수 있다.

마지막으로 링커를 항체에 접합하는 기술도 발전 중에 있다. 링커와 항체 접합은 항체의 어떤 위치에 몇 개의 약물을 어떤 방법으로 접합시킬지가 문제가 된다. 초기에는 항체당 DAR가 일정하지 않은 경우가 많았는데, 항체의 아미노산 서열 중 라이신Lys이나 시스테인Cys의 기능성 그룹과 무작위적으로 결합하는 화학 반응을 이용해 링커와 항체를 연결했기 때문에 DAR이 0~8까지 다양하게 분포했다. 기술이 발달하면서 이제는 효소를 이용해 항체의 특정 위치에 선택적으로 링커-약물을 결합시킬 수 있어 2~4개의 특정 개수로 DAR이 일정한 ADC를 만들고 있다.

## 차세대 ADC를 향한 몇 가지 접근

ADC는 기존의 항체 의약품과 합성 의약품(저분자 약물)을 결합해 새로운 장점을 만들어낸 새로운 약물 작동 방식이다. 대학과 연구소뿐 아니라 여러 제약사, 바이오텍, 바이오 스타트업 기업이 항체나 링커, 저분자 약물에 변화를 줘 새로운 약물 작동 방식에 혁신을 일으키고자 연구를 활발히 진행하고 있다. 그중 몇 가지 사례를 소개하고자 한다.

## (1) 분해 유도 항체 접합체: 프로탁을 결합 화합물로 활용

앞서서 설명한 ADC에서 사용된 결합 화합물(링커에 결합된 저분자 화합물)은 작용 기전에 따라 몇 가지로 분류할 수 있는데, 대부분은 세포의 분열을 억제하는 방식으로 세포독성을 보여 해당 세포의 사멸을 유도하는 것이다.

치료 시 효과를 볼 수 있는 용량과 독성이 나타날 수 있는 용량의 차이(치료 범위therapeutic window)가 충분히 커야 치료 과정에서 부작용이 나타나면 용량을 낮추는 방식으로 독성을 낮추고 그렇게 낮아진 용량에서도 충분히 치료 효과가 나타날 수 있어야 질병의 지속적인 치료가 가능하다. 그런데 일반 ADC는 세포 표적의 특이성을 높이려고 노력했음에도 광범위한 세포독성이 나타날 수 있어 치료 범위가 제한되는 경우가 있다.

반면 1-2장에서 살펴본 프로탁(표적 단백질 분해제TPD: Target Protein Degrader)의 경우 세포 내 특정 단백질을 제거하는 약물 작동 방식으로 기존 저분자 화합물로는 포착할 수 없는 단백질을 표적할 수 있다는 장점과 확장성이 있다. 하지만 프로탁은 특정 단백질을 표적할 수는 있어도 정상 세포가 아닌 문제가 발생한 특정 세포만을 표적하기는 어렵다는 단점이 있다.

이처럼 ADC와 프로탁의 한계를 극복하기 위해 ADC의 독성 결합 화합물로 프로탁을 활용하는 '유해 유도 항체 접합체DAC: Degrader Antibody Conjugate' 접근이 진행되고 있다. 프로탁을 이용해 기존 세포독성 소분자로부터 기인하는 독성을 최소화하고 항

| 결합 화합물 유형 | 작용 기전 | 사용되는 약물 | 제품 |
|---|---|---|---|
| 세포독성 약물 | DNA 손상 또는 세포분열 억제 | MMAE(모노메틸 아우리스타틴 E) | 애드세트리스(브렌톡시맙 베도틴) |
| | | DM1(엠탄신) | 캐드시라(트라스투주맙 엠탄신) |
| DNA 알킬화제 | DNA 알킬화로 세포사멸 유도 | SG3199(피롤로벤조디아제핀 다이머) | 진론타(로타맙 베드로틴) |
| 토포아이소머라제 억제제 | DNA 복제를 억제 | SN-38(이리노테칸 활성 대사물) | 트로델비(사시투주맙 고비테칸) |
| 미세소관 억제제 | 세포분열 억제 | DXd(데룩스테칸) | 엔허투(트라스투주맙 데룩스테칸) |

**표1** 결합 화합물의 유형과 작용 기전

체를 이용해 세포 특이적으로 프로탁을 적소에 배치하는 약물 작용이 가능하게 된 것이다. 세계에서 2023년과 2024년에 진행된 여러 건의 기술 이전 사례들을 보면 최근 글로벌 제약사들이 이 약물 작동 방식에 얼마나 관심이 많은지 쉽게 이해할 수 있다. 물론 DAC의 생산 가격은 기존 항체 약품보다 월등히 높은 ADC보다도 상당히 높다는 단점은 있다.[35]

## (2) 면역 자극 항체 접합체: 면역 자극제를 결합 화합물로 사용

1-3장에서 살펴봤듯 2010년대 이후 신약 개발의 큰 흐름 중 하나로 면역이 주목을 받고 있다. 우리가 보유하고 있는 면역 시스템을 적절히 사용하는 신약 치료제가 각광을 받고 있는 것이다. 같은 맥락으로 ADC의 결합 화합물로 면역을 자극하는 저분자

물질을 이용하는 시도가 진행 중에 있다. 이 방식을 '면역 자극 항체 접합체ISAC: Immune-stimulating antibody conjugate'라고 한다. 주로 사용되고 있는 면역 자극제로 선천면역을 작동시키는 톨 유사 수용체TLR: Toll-like Receptor 자극제, STING 자극제, 사이토카인 등이 사용되고 있다. 항체가 표적하는 암세포의 항원에 결합 후 표적 세포 내부에서 면역 자극제가 방출되면, 면역 자극제들이 종양 미세 환경에서 면역 세포들을 자극한다. 이런 방식은 국소적으로 면역 자극제들을 고농도로 높여 국소적인 면역 활성화를 유도하기 때문에 면역 자극제만을 사용했을 경우 발생할 수 있는 전신의 과도한 면역 활성이라는 부작용을 극복할 수 있다.

### (3) 이중 특이성 ADC: 항체 위치에 이중 항체를 사용

단일 항원을 표적으로 하는 항체를 대신해 이중 항체, 즉 두 개의 다른 항원을 표적할 수 있는 항체를 활용하는 ADC도 관심을 받고 있다. 하나의 항원보다 두 개의 항원을 동시에 활용하는 방법으로 정상 세포와 암세포를 더 정확히 구별할 수 있기 때문에, 이 기술은 약물 부작용은 줄이고 치료 효능은 높일 수 있다. 또 다른 장점으로 세포 표면에 두 개의 항체가 결합하는 경우 ADC가 세포 안으로 들어가는 효율이 상당히 증가할 수 있어 세포 안에서 더 많은 약물이 방출돼 약물 성능이 증가한다. 또한 이중 항체 그 자체로 두 가지 서로 다른 신호 전달 경로를 동시에 차단해 암세포의 사멸을 촉진시킬 수도 있다.

# 7

# 방사선 미사일, 방사성 리간드 치료

2022년 3월 미국 FDA에서는 방사성 리간드 치료RLT: Radioligand Therapy를 활용해 노바티스에서 개발한 플루빅토Pluvicto를 성인 전이성 거세저항 전립선암 환자들을 대상으로 승인했고[36], 노바티스는 다른 전립선암 적응증으로 확장하기 위해 연구를 지속하고 있다. 플루빅토는 방사성 동위원소 루테튬-177Lutetium-177(반감기 약 6.7일)을 이용한 치료제로 전립선 암세포 대부분의 표면에 과발현하지만 정상 세포에서는 발현하지 않는 표적 수용체 '전립선 특이 막 항원PSMA: Prostate-Specific Membrane Antigen'과 결합하는 저분자 리간드를 이용했다(여기서는 리간드로 저분자 물질을 사용했지만 펩타이드, 단백질, 항체 등도 사용할 수 있다). 이를 통해서 약물이 전립선암에만 특이적으로 결합할 수 있다. 플루빅토는 금속 이온과 강하게 결합하는 배위 결합을 활용해 방사성 동위원소와 리간드를 안정적으로 결합시키는 킬레이터chelator를 활용한다. 킬레이터를

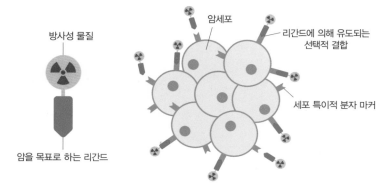

방사성 물질

암세포

리간드에 의해 유도되는
선택적 결합

세포 특이적 분자 마커

암을 목표로 하는 리간드

**그림1** 방사성 리간드 치료제의 작동 원리

통해 리간드에 연결된 뒤 리간드의 유도에 따라 목표물에 도착한
루테튬-177은 표적 세포 내부에서 베타 방사선을 방출해 전립선
암세포의 DNA 손상, 세포사멸 또는 세포 괴사를 유도한다.

## 방사성 리간드의 장단점

RLT는 특정 세포의 표면에 위치한 수용체에 선택적으로 결합할
수 있는 리간드를 사용해 정상 세포에는 그 영향을 최소화한다.
따라서 리간드를 어떤 수용체와 결합할 수 있게 설정하느냐에 따
라 종류가 다른 암(신경 내분비 종양, 림프종 등)을 치료하는 데에도
RLT를 적용할 수 있다. 또한 정맥 주사를 통해 약물이 전신으로
퍼지기 때문에 전이된 종양에 대해서도 효과적으로 작동한다.

| 제품명 | 표적 질환 | 표적 수용체 또는 조직 | 방사성 동위원소 | 승인 년도 | 제조사 |
|---|---|---|---|---|---|
| 제발린 | 비호지킨 림프종 | CD20 | 이트륨-90 | 2002년 | 스펙트럼 파마슈티컬즈 |
| 벡사 | 비호지킨 림프종 | CD20 | 요오드-131 | 2003년 | 글락소스미스클라인 |
| 조피고 | 전이성 전립선암 | 골 조직 | 라듐-223 | 2013년 | 바이엘 |
| 루타테라 | 신경 내분비 종양 | 소마토스타틴 수용체 | 루테튬-177 | 2018년 | 노바티스 |
| 아제드라 | 부신경절종,크롬 친화세포종 | 노르에피네프린수송체 | 요오드-131 | 2018년 | 프로제닉스 파마슈티컬즈 |
| 플루빅토 | 전이성 전립선암 | PSMA | 루테튬-177 | 2022년 | 노바티스 |

표1   2000년 이후 허가된 방사성 치료제 목록

하지만 RLT는 방사선 노출로 발생하는 단점이 있다. 약물로 방사선 물질을 사용하기 때문에 방사선 노출로 목표로 하는 세포 주변의 정상 조직에 부작용이 발생할 수 있다. 이 문제를 최소화하기 위한 방안으로 베타선을 방출하는 루테튬이 아닌 알파선을 방출하는 악티늄-225Actinium-225(반감기 약 10일)을 사용하는 방안이 연구 개발 진행 중이기도 하다. 알파선의 에너지는 베타선보다 높지만 투과 가능 거리가 베타선보다 짧기 때문에, 악티늄-225를 사용한 RLT는 목표로 하는 암세포를 더 강하게 세포사멸을 유도하면서도 방사선의 투과 거리가 짧아 주변의 정상 세포에 대한 손상을 최소화한다.

또한 정맥 주사로 약물을 주입을 하기 때문에 리간드가 결합하는 수용체가 없는 다른 조직이나 장기에 머무르는 시간이 짧고 빠르게 배설되는 것도 중요하다.

RLT의 또 다른 단점으로는 방사성 동위원소의 공급, 취급, 유통에 모두 방사선 차폐 시설과 같은 특수 전문 시설과 취급 허가 자격증이 있는 전문 인력이 필요하다는 점이다. 더불어 방사성 물질은 생산되는 시기부터 지속적으로 방사선을 방출하며 반감기에 따라서 일정한 기간 동안에만 알파선이나 베타선을 방출하기 때문에 치료의 일정에 맞게 방사성 물질을 생산하여 유통하고 치료해야 한다.

# 8

# 코로나19가 촉진한 RNA 기반 치료제

우리는 모두 코로나19 시대를 겪었다. 아마도 상당수의 사람이 mRNA로 만들어진 화이자나 모더나의 코로나19 백신을 접종한 경험이 있을 것이다. 코로나19에 대한 예방을 목적으로 하는 두 회사의 백신은 2020년에 긴급 사용이 승인되었고 2021년에 정식 승인되어 사용되고 있다. 전 세계적인 팬데믹이 아니었다면 상상하지 못할 정도로 짧은 기간에 임상 시험이 진행되고 허가가 이루어졌다. 1-3장에서 살펴봤듯 두 백신 모두 코로나19 바이러스의 스파이크 단백질을 만들 수 있는 mRNA를 체내에 주입한 뒤 mRNA 백신에 의해 발현되는 스파이크 단백질을 매개로 면역 반응을 일으킨다. 체내에서 스파이크 단백질이 만들어지면 항체들이 이를 인식하고 코로나19 바이러스가 감염되었을 때 면역 반응이 빠르게 일어나 바이러스에 대응할 수 있게 된다. 코로나19 팬데믹으로 촉발된 RNA 기반 치료제는 mRNA 외에도 siRNA,

ASOs(안티센스 올리고뉴클레오타이드antisense oligonucleotides) 등을 활용하며 기존의 약물 작동 방식과는 구별되는 새로운 방법으로 질병 치료의 길을 열어가고 있다.


**mRNA 기반 치료제의 원리**


mRNA 기반 치료제는 합성한 mRNA를 세포에 전달하여 세포 기관을 활용해 단백질을 만드는 원리로 작동한다. 이는 유전 물질인 DNA를 기반으로 RNA를 합성하는 전사 과정을 거쳐 다시 RNA를 토대로 단백질을 만드는 번역 과정을 이용하는 것이다. mRNA 치료제는 DNA 치료제처럼 합성된 외부의 DNA(치료제)가 숙주 유전체와 통합되지 않기에 유전체 삽입 돌연변이의 위험이 적다. 또한 DNA처럼 핵까지 들어가야만 작용할 수 있는 게 아니라 치료제가 세포질까지만 전달되어도 작동하기 때문에 DNA 치료제에 비해 단백질의 발현 효율이 높다.

mRNA 기반 치료제는 이론적으로는 환자의 단백질 생산 시스템을 이용하여 모든 종류의 단백질과 펩타이드를 생산할 수 있기 때문에 다양한 분야로 확장될 수 있는 가능성이 있다. 예컨대 코로나19 바이러스 백신처럼 각종 감염병을 예방하기 위해 백신 개발에 사용할 수 있고, 암과 관련된 항원을 암호화하여 전달하면 환자의 단백질 생산 시스템에 의해서 발현된 암 특이적 항원을 면역 시스템이 표적으로 삼도록 유도하여 암치료에 이용할 수도 있다. 또한 특정 단백질의 결핍으로 나타나는 질병에 대해서는 결핍 단백질을 암호화하는 mRNA를 환자의 세포에 투여해 단백질을 생산하도록 만들 수도 있다. 예를 들어 혈우병은 혈액을 응고하는 인자들이 부족하여 생기는 병이다. A형 혈우병은 혈장 내에 제8 응고 인자가 부족한 경우이고 B형 혈우병은 제9 응고 인자가 부족한 경우인데, 각각 부족한 응고 인자들을 암호화하고 있는 mRNA를 환자들의 세포에 주입해 각 인자들을 발현시키면 혈우병을 치료할 수 있는 것이다. 또한 유전 질환 치료를 위해서는 유전자 편집 도구인 크리스퍼-캐스9과 같은 도구를 전달해 유전자 편집을 유도하여 유전 질환을 치료할 수도 있다. 이처럼 mRNA 기반 치료제는 다양한 분야에 활용될 수 있는 잠재력을 가지고 있다.

다양한 응용 가능성에도 불구하고 현재 mRNA 기반 치료제 앞에는 많은 도전 과제가 기다리고 있다. 우선은 mRNA의 안정성과 번역 효율을 높이기 위한 방안이 필요하다. 수정된 뉴클레오타이드의 삽입이나 코돈의 최적화 등 다양한 시도를 통해 체내의 mRNA 반감기를 증가시켜야 할 뿐 아니라 외래 RNA에 의해 유발될 수 있는 선천성 면역 반응도 줄일 필요가 있다. 또한 다양한 방식의 mRNA 디자인을 통해서 안정성과 효율을 높이려는 연구가 다양하게 진행되고 있다. 또 다른 도전은 전달 시스템에 있다. 코로나19 바이러스 백신에 적용되어 사용된 것은 지질 나노입자를 이용한 전달 시스템이었는데 이보다 효율적으로 mRNA를 전달할 필요가 있기 때문에 지질 나노입자뿐 아니라 고분자 나노입자, 바이러스 벡터 등 다양한 전달 시스템이 개발되고 있다. 이러한 전달 시스템을 통해서 mRNA는 분해되지 않고 안전하게 세포 안으로 진입할 수 있게 될 것이다. 여기서 더 나아가 원하는 장기와 세포에 mRNA를 효율적으로 전달하는 연구도 활발히 진행되고 있다.

## siRNA 기반 치료제

소간섭 RNAsiRNAs: small interfering RNAs는 화학적으로 합성한 20~25개의 뉴클레오타이드로 구성되며, 특정 mRNA 염기서열에 결합한 다음 mRNA를 분해해 단백질을 만들지 못하게 하거나 발현을 저해하는 기능을 한다. siRNA는 특정 유전자의 발현을 억제하는 능력 덕분에 강력한 치료 도구로 연구돼 왔다. 2018년 앨나일램 파마슈티컬스가 유전성 트랜스티레틴 아밀로이드증hATTR: Hereditary Transthyretin Amyloidosis으로 인한 신경병증 치료제로 출시한 온패트로Onpattro가 siRNA 치료제로는 처음으로 FDA의 승인을 받았다. 그 후 2022년까지 5개의 약물이 승인을 받았다.

허가된 5개의 약물은 모두 간세포를 표적으로 한다. 간은 해독,

| 약물명 | 적응증 | 작용 기전 | 승인 연도 | 제약사 |
|---|---|---|---|---|
| 온패트로 | hATTR | TTR mRNA 타겟 | 2018년 | |
| 기브라리 | 급성 간성 포르피린증 | ALAS1 mRNA 타겟 | 2019년 | |
| 옥슬루모 | 원발성 하이퍼옥살루리아 타입 1 | HAO1 mRNA 타겟 | 2020년 | 앨나일램 파마슈티컬스 |
| 레크비오 | 고콜레스테롤혈증 | PCSK9 mRNA 타겟 | 2020년 | |
| 암브루트라 | hATTR | TTR mRNA 타겟 | 2022년 | |

표1  현재까지 허가된 siRNA 기반 치료제

단백질 합성, 생명 유지에 필요한 생화학 물질 생산 등의 수많은 기능을 담당하는 기관으로 대부분의 약물이 간에서 대사되기 때문에 표적이 용이하다. 간 이외의 주요 표적 장기는 눈과 피부다. 눈은 공간이 많지 않기 때문에 낮은 용량으로도 효과를 볼 수 있고, 피부는 국소적으로 약물을 적용할 수 있어 siRNA 치료에 적합하다고 여겨진다. 반면 폐나 신장, 뇌 같은 장기는 siRNA를 전달하기 어려워 다양한 전달체 연구가 진행 중이다. 예를 들어 나노입자나 1-6장에서 살펴본 항체 결합 방식 등이 사용되고 있다. siRNA 치료제의 잠재력을 생각한다면 장기별로 이 약물을 효과적으로 전달할 수 있는 방법이 무엇보다 필요하다. 전달 방법만 발전한다면 siRNA 치료제는 폭넓게 사용될 수 있는 기술이라고 하겠다.

2 장

신약의 탄생

# 항암제의 진화와 암 정복의 미래

1980~90년대를 돌아보면, 사람들에게 죽음의 공포심을 일으킨 대표적인 질병은 암과 에이즈AIDS(후천성 면역 결핍 증후군)였던 것 같다. 치료제 개발의 관점에서 보면, 에이즈는 현재 관리가 가능한 병이라고 생각될 정도로 눈부신 성공이 이루어졌다. 하지만 암의 경우에는 이야기가 다르다. 그 종류가 많고 원인도 워낙 다양하기 때문이다. 흔히들 암의 원인으로 흡연이나 탄 음식을 먹는 것과 같은 부적절한 행동을 떠올리곤 하지만 약물 개발의 관점에서 보면 암의 원인은 각 세포에서 일어난 유전적 변이다. 따라서 연구자들은 이러한 유전적 변이가 일어난 세포들을 식별하고 이를 제거하는 것에 초점을 맞춘다. 물론 현재까지 많은 치료제가 개발되었고 치료 효과가 나타나는 경우도 많지만, 여전히 암 치료에는 여러 어려움이 남아 있다. 글로벌 제약회사는 물론 국가에서도 암 치료제 개발에 엄청난 관심을 기울이는 것도 당연

한 일이다.

1971년 미국의 닉슨 정부는 '국가 암 법National Cancer Act'을 통과시키며 암과의 전쟁을 시작했다. 그 이후 암 치료제 개발에 투여된 예산만 해도 대략 2000억 달러, 한화로 230조 원이 넘는다. 그러나 암의 정복은 처음 예상과는 달리 쉽사리 이루어지지 않았다. 2000년도 초반에는 암과의 전쟁에서 패배할지도 모른다는 비관들이 나오기 시작했다. 2004년 시사잡지 〈포춘Fortune〉에 "우리는 암과의 전쟁에서 지고 있다Why We're losing the war on cancer"라는 글이 기고되기도 했다.[1] 처음 암과의 전쟁이 선포된 후 45년이 지난 2016년, 오바마 정부는 '암 정복 국가 정책National Cancer Moonshot Initiative'을 발표하며 다시 한번 암 정복의 의지를 표명했는데, 도대체 암 치료제의 개발은 왜 이렇게 어려운 것일까?

수많은 이유들이 존재하지만, 가장 쉬운 대답은 아마도 '암의 생명력', 그리고 치료에 대한 '암의 저항성(내성)'이 아닐까 싶다. 현재 암에 대한 표준 치료는 우선 수술이 가능한 부위는 수술로써 암세포들을 제거하고, 수술 이후 방사선 치료법으로 수술 주변을 치료한다. 이후에는 후술할 암 치료제를 처방 받게 된다.

초기의 암 치료제는 화학 약물을 이용해 암세포들을 직접 사멸시키는 것이었다. 하지만 이러한 약물은 암세포만이 아니라 분화 속도가 빠른 정상 세포 또한 제거하기 때문에 우리도 익히 알고 있는 여러 부작용―탈모, 구토, 면역력 저하 등을 동반한다. 따라서 2세대 암 치료제는 특정 암세포를 식별해 이를 제거하는 것에 초점이 맞춰졌다. 이 치료법은 기존의 부작용은 줄이고 치료 효과를 향상시킬 수 있었지만, 위에서 언급했듯이 암을 일으키는 원인(구체적으로는 유전자 변이)은 너무나 다양해 이 각각에 대한 치료제를 끝도 없이 개발해야 하다는 문제점이 있다. 더 큰 문제는 암세포 자체의 끈질긴 생명력이다. 정상 세포를 죽이고 면역계까지 파괴할 정도로 독한 합성화합물 치료제가 투여되지만 (심지어 그 암세포를 표적으로 하는 약물이 직접 투여되어도) 암세포는 끈질기게 살아남는 것이다. 이것은 암세포에서 나타나는 변화무쌍한 유전자 변이에 의하여 기존 치료제가 작용하는 단백질 결합 부위에 변이가 일어나기 때문이다. 이 새로운 유전자 변이들로 인해 암세포는 치료제에 저항성을 갖게 된다. 정리하자면 암세포들은 자신과 주변 환경을 변화시켜 암 생존에 유리한 환경을 만들어내며, 그 결과로 기존 약물에 대한 내성을 끊임없이 만들어내는 것이다. 약물 개발의 관점에서 보자면 항암 치료제 개발 과정은 수많은 내성을 만들어내는 암의 생명력과 벌이는 전투라고 할 수 있다.

　암세포가 독한 생명력을 가진다는 것은 알아도 내성을 가진다는 얘기는 익숙하지 않은 독자들이 있을 것이다. 암 치료제 개발 과정에 대해 이야기하기 전에, 먼저 박테리아를 통하여 생명력과 면역, 그리고 내성(저항성)에 대하여 간단히 살펴보자.

## 면역과 박테리아의 치열한 '철 줄다리기'

항생제는 박테리아, 곰팡이 또는 원생동물과 같은 미생물(병원균)의 성장을 억제하도록 개발된 약물이다. 특정한 생물학적 메커니즘을 작동시켜 미생물의 성장을 방해하는 것이다. 이러한 항생제는 병원균에 의한 감염증 치료와 수술 등의 과정에서 일어날 수 있는 감염을 차단하기 위해 사용된다. 하지만 당하는 처지인 미생물의 관점에서 보면, 항생제는 자신의 생존을 위협하는 척박한 환경이며 생존을 위해 극복해야 하는 위태로운 상황인 셈이다.

항생제를 많이 먹으면 내성이 생긴다며 항생제 복용을 꺼리는 사람들이 있는데, 내성을 가지게 되는 주체는 사람이 아니라 미생물이다. 미생물이 항생제에 대한 내성을 키우는 것이다. 물론 미생물이 항생제를 먹고 튼튼해지는 것이 아니라, 약물의 영향을 덜 받는, 즉 그 약물에 대한 저항성이 상대적으로 강한 유전자를 가지고 있던 개체들이 항생제 환경에서 생존하게 되는 것이다. 보통은 돌연변이를 통해 이러한 내성 유전자를 획득하게 된다. 이와 같이 특정 항생제에 대한 내성이 강해진 병원균들이 생겨나게 되면, 이를 치료하기 위해 또 다른 특정 메커니즘으로 작동하는 새로운 항생제가 필요해진다.

이 같은 과정이 반복되면 결국 현재 존재하는 모든 항생제에 내성이 있는 미생물이 생겨나게 되는데, 그것이 바로 뉴스를 통해 종종 듣는 '슈퍼박테리아'다. 진화라는 관점에서 본다면 슈퍼

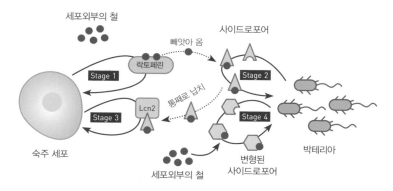

**그림1** 면역과 박테리아 사이에 벌어지는 '철 줄다리기'[2]

박테리아의 출현은 필연적인 결과이지만, 한편으로는 박테리아
의 생명력이 얼마나 강력한가를 보여주는 현상이라고 할 수 있
다. 하지만 강력한 생명력은 우리에게도 있다. 우리가 가지고 있
는 면역계도 우리 생명을 유지하기 위해서 치열하게 저항한다.
즉, 박테리아가 숙주(인간)에 침입하게 되면 박테리아와 인간 면역
체계는 서로 각자의 생존을 위해서 격렬한 싸움을 벌인다. 이를
극명하게 확인할 수 있는 좋은 예가 바로 '철 줄다리기'다.

대부분의 사람들이 알고 있듯이, 철iron은 헤모글로빈에 결합하
여 산소를 운반하는 기능을 한다. 그러나 철의 역할은 그뿐만이
아니다. 철은 에너지 대사 과정에서도 중요하게 사용되고, 철-황
클러스터iron-sulfur cluster의 형태로 여러 가지 생체 작용들에 관여
하는 등 생명 유지를 위한 필수 영양소다.

인간만이 아니라 박테리아도 생명 유지를 위해 철을 사용한

다. 그런 까닭에 감염 중 숙주(인간)와 박테리아 병원균 사이에서는 철 획득을 위한 격렬한 생존 싸움이 벌어진다(**그림1**). 숙주의 면역세포는 철을 빼앗기지 않기 위해서 락토페린lactoferrin*이란 단백질을 사용하는데, 이 단백질은 철분수송 단백질인 트랜스페린transferrin보다 철과의 결합력이 260배나 우수하다. 즉, 락토페린은 박테리아가 철분을 이용하기 전에 이를 뺏어와 결과적으로 박테리아가 철분 부족으로 사멸하도록 만든다(Stage 1). 이에 대응하기 위해 박테리아는 사이드로포어siderophores라고 불리는 작은 철 결합 분자를 분비해 숙주의 락토페린으로부터 철을 빼앗아오기 시작한다(Stage 2). 숙주도 가만히 있지 않는다. 숙주는 사이드로포어와 결합하는 단백질인 '리포칼린2Lcn2: lipocalin2(혹은 사이데로칼린siderocalin)'를 분비하는데(Stage 3), 이 단백질은 철분과 결합한 박테리아의 사이드로포어와 통째로 결합하는 방식으로 사이드로포어를 '납치'한다. 이 위협에 대응하기 위해 일부 박테리아는 사이드로포어 말단에 당분자를 달아서 리포칼린2가 결합하지 못하게 한다(Stage 4). 박테리아가 락토페린이란 항생물질에 내성을 가지게 된 것이다.

참으로 치열한, 전쟁 같은 줄다리기다. 이렇게 치열한 줄다리기가 벌어지는 이유는 분명 '생존' 때문이다. 박테리아도 생존을

---

*사람과 젖소의 초유에 많이 들어 있어 이러한 이름이 붙었다. 현재는 우유에 들어 있는 락토페린을 추출하는 방식으로 생산한다.

위해서는 철분을 얻어야 하고, 인간도 병원균의 감염으로 병들지
않기 위해서는 철분을 빼앗기지 않아야 하니 말이다.


## 항암 치료제 약물 내성의 여러 원인들

여기까지 읽은 독자들은 요즘도 SNS를 통해 회자되곤 하는 "암
세포도 생명이다."라는 말을 떠올리게 될지도 모르겠다. 물론 이
말이 처음 등장한 드라마 속 맥락과는 전혀 다른 뜻이겠지만 말
이다. 생명의 관점에서만 본다면, 암세포 또한 위에서 살펴본 박
테리아에 못지않은 생명력을 가졌다는 점에서 충분히 공감할 만
하다. 바이러스나 박테리아 감염에서와 마찬가지로, 암 치료법 개
발에서도 약물에 대한 내성이 연구되어야 하는 이유도 이 때문이
다.

　암세포에 약물 내성이 생기는 이유들은 다양하다. 많은 항암제
가 약물 효과를 내기 위해서는 신진대사를 통해 활성을 일으켜야
하는데, 암은 이 신진대사 과정을 약화시킴으로써 결국 약물의
효과를 감소시킬 수 있다. 예를 들어, 급성 골수성 백혈병의 치료
에 사용되는 약물인 사이타라빈AraC: cytarabine은 신진대사를 통
해서 삼인산 사이타라빈AraC-triphosphate으로 변환되어야 약물 효
과가 나타난다. 이때 일어나는 반응은 '인산화phosphorylation'로,
인산화 반응이란 쉽게 말해 특정 물질에 인산phosphate을 결합시

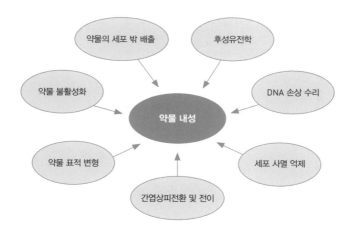

**그림2**  약물 내성의 여러 원인들. 암이 약물에 내성을 가지게 되는 방식은 여러가지가 있지만, 본문에서는 그중에서 약물의 불활성화와 약물 표적 변형에 대해서만 설명했다.[3]

키는 것이다. 그런데 암세포가 인산화에 관여하는 경로에 돌연변이를 일으키거나 대사 과정의 활성을 감소시키면 사이타라빈의 효과는 약화된다. 즉, 암세포가 약물에 저항성을 가지게 되는 것이다.

또 다른 약물 내성의 원인으로 약물 표적 자체의 변형을 들 수 있다. 약물의 기본 원리는 질환과 관련이 있는 표적 분자(보통 단백질)와 정확히 결합해 그 분자의 통상적인 기능을 제어하는 것인데, 만일 약물의 표적 자체가 변형되어 약물과 표적의 선택적인 결합이 약화되면 약물의 효과도 감소하게 된다. 대표적인 예는 폐암 치료제로 사용되는 타이로신 카이나제 저해제tyrosine kinase inhibitor 약물들이다. 이 약물은 '표피성장인자 수용체EGFR: epidermal growth factor receptor'라는 단백질을 표적으로 삼는데, 치료제로 사용 후 대략 1년 이내에 약물 표적에 변형이 나타나 약물 내성을 보이는 것으로 알려져 있다.

물론 연구자들은 다시 이런 변형에 효과를 내는 새로운 약물을 개발하곤 하지만, 약물에 노출되는 시간이 길어지면 그 약물에 대한 또 다른 변형들이 생겨나 약물이 제대로 작동하지 못하게 된다. 암세포도 박테리아와 마찬가지로 그 자신의 '생존'을 위해 새로운 방편들을 계속해서 만들어낸다. 앞에서 얘기한 '철 줄다리기' 같은 반복되는 싸움이 암과 신약 연구자들 사이에서도 일어나는 것이다. 이러한 까닭으로 암의 내성을 극복하기 위한 3세대, 4세대 약물들이 계속 연구되고 있다.


## 면역항암제와 약물 내성들

면역계는 의심할 여지없이 우리가 의지할 수 있는 최상의 방어체계다(면역 메커니즘에 대해서는 1-3장에서 자세히 설명했다). 이러한 면역계를 암세포의 내성을 극복하는 데 사용할 수는 없을까? 면역세포가 암세포를 공격하도록 하는 것이다. 이러한 접근법을 사용한 것이 바로 '면역항암제'다. 많은 독자가 여러 매체에서 면역항암제에 관한 얘기를 한 번쯤 들어봤을 것으로 생각된다. 최근 여러 종류의 치료제가 임상에서 좋은 치료 결과를 보였고, FDA의 허가를 받은 약물도 계속해서 등장하고 있다. 2015년 미국의 지미

카터 전 대통령은 91세의 나이에 흑색종 치료를 위해 면역항암제의 하나인 키트루다Keytruda를 처방 받았고, 완치 판정을 받아 2020년 현재까지 생존하고 있다. 면역항암제의 원리를 발견한 혼조 다스쿠本庶佑 교토 대학 교수와 제임스 앨리슨James Allison 미국 텍사스 대학 교수는 2018년 노벨 생리의학상을 수상했다. 이제는 항암 치료의 큰 흐름이 면역항암제로 넘어가고 있다고 해도 과장은 아닐 것 같다. 그렇다면 면역항암제는 어떤 원리로 작용하는 것일까?

사실 암세포가 자라고 있다는 것 자체가 암세포들이 인간의 일상적인 면역계의 감시를 성공적으로 회피했다는 것이니 이미 암의 1차 공격이 성공한 상태라고 봐야 할 것이다. 다시 말해, 암세포는 인간의 면역계에 선천적인 저항성을 가지고 있다. 암세포가 면역을 회피하는 방법은 다양한데, 그중 한 가지 예를 자세히 살펴보자.

선천적으로 면역은 외부 침입에 대응하여 면역 반응을 보이는데, 그 면역 반응은 외부 침입자와의 결투가 끝나면 사라지도록 설계되어 있다. 'PD-L1'이라는 리간드 분자는 그런 면역 반응의 염증이 종료되는 시점을 알려주는 시그널로 작용한다. 면역세포 표면에 나타난 PD-L1 리간드 신호가 또 다른 면역세포의 표면에 나타난 'PD-1'이라는 수용체 분자와 결합함(PD-1/PD-L1)으로써 '면역 반응 종료'가 이뤄지는 것이다(그림3의 왼쪽 그림 참고).

하지만 암이 면역 반응을 피하기 위해 이 기능을 역이용한다면

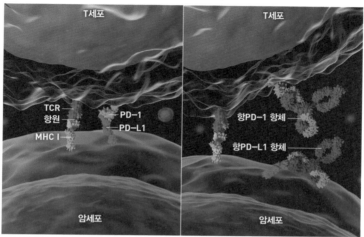

| | |
|---|---|
| T세포 | T세포 |
| TCR | |
| 항원 | 항PD-1 항체 |
| PD-1 | |
| PD-L1 | 항PD-L1 항체 |
| MHC I | |
| 암세포 | 암세포 |

T세포가 암세포를 공격하지 못하도록 한다　　　　T세포가 암세포를 공격할 수 있다

**그림3**　암세포는 면역세포의 공격을 피하기 위해 표면에 PD-L1을 발현한다(왼쪽). 이에 대해 면역항암제는 항체를 생산해 PD-1과 PD-L1의 결합을 끊고 면역세포가 암세포를 공격하도록 만든다(오른쪽).

어떻게 될까? 암세포가 PD-L1을 발현시키면, 면역세포들은 이를 면역 반응이 종료되었다는 신호로 오인해 공격을 멈춘다. 그럼으로써 암세포는 면역 시스템에 의한 항암 효과를 회피할 수 있는 것이다.

　면역항암제는 바로 이 고리를 끊는다. PD-1과 PD-L1의 결합을 차단하는 항체를 생산함으로써 암세포가 PD-L1 리간드를 발현해 면역 감시를 회피하는 것을 막는 것이다. 이 원리는 1992년에 위에서 언급한 교토 대학의 혼조 다스쿠 교수에 의해 발견되었고, 이를 바탕으로 개발된 항암제가 '옵디보Opdivo'로 2014년 FDA의 허가를 취득했다. 옵디보는 PD-1과 결합함으로써 면역

세포를 활성화시켜 암세포를 공격하도록 만든다. 옵디보는 좋은 효능과 낮은 부작용이란 측면에서 좋은 결과를 보이고 있지만, 전체적인 반응률이 15~20퍼센트(예를 들어 폐암의 경우)에 머무르고 있어서 그 한계 또한 명확한 상황이다. 면역항암제를 투여 받은 환자 중 약물에 반응하는 환자가 15~20퍼센트에 그친다는 의미다.

PD-1/PD-L1 차단 항체의 효능과 한계를 모두 설명할 수 있는 단어가 바로 내성이다. 과학자들이 암의 면역 회피 원리(위에서 설명한 암의 1차 공격)를 발견하고 이에 대응해 암세포와 면역세포 간의 결합을 차단하는 항체를 개발한 것은 암의 선천적 내성(면역에 대한 저항성)에 대한 과학자들의 반격인 셈이다. 면역항암제의 반응률이 제한적으로 나타나는 것 또한 또 다른 종류의 내성 메커니즘이 작동하기 때문으로 볼 수 있다.

그렇다면, PD-1/PD-L1 차단 항체에는 장기적 사용에 따른 내성이 없었을까? 실제로 PD-1 항체의 치료에 초기 효과를 보이던 환자들 중 일부에게서 점차 같은 약물로 항암 효과를 볼 수 없는 경우가 관찰되었다. 처음에는 항체가 암세포의 면역 회피를 효과적으로 제어했지만, 이후 암세포는 또 다른 메커니즘을 이용해 면역세포의 공격을 회피하기 시작한 것이다. 확인된 바로는, 우선 암세포를 식별하는 데 필요한 단백질이 제거 또는 변형되어 암세포의 식별이 어려워지기도 하고, 또는 그 하위 신호 전달에 중요한 단백질에 문제가 생겨 암세포를 식별했다는 신호가 잘 전달되지 않아 면역세포가 공격 불능 상태에 빠지기도 했다. 정말이지 암세포는 엄청난 생명력을 가지고 있다. 암세포는 가히 창의적이라 할 방법들을 개발해내 인간의 기지를 비웃고 그 스스로의 생존을 도모한다. 이런 까닭에 연구자들은 한 가지 방법으로 암을 극복하지 못하는 경우 여러 가지 약물들의 협공으로 암을 정복하고자, 수많은 조합의 약물을 사용하는 방법의 임상시험을 진행 중이다.

기존의 항암제들과 달리 면역력을 올려서 암을 치료하는 면역항암제에서는 위에서 언급한 약물 내성이 생기지 않을지도 모른다는 기대가 있었다. '철 줄다리기'에서 확인했듯이 면역이 활성화되면 저절로 2차, 3차의 대응이 가능하도록 작동할 것이라 믿었기 때문이다. 하지만 위에서 본 바와 같이 FDA에서 승인된 면역항암제들에서도 약물 내성이 발견되기 시작했다. 이 때문에 면역항암제의 개발 과정에서도 '철 줄다리기' 같이 반복되는 싸움에서 벗어나기 위한 전략이 다각적으로 고려되고 있다.

항암 치료제 개발을 위해서는 극복해야 하는 수많은 내성/저항성들이 존재한다. 이런 많은 내성의 근원에는 박테리아의 생명력과 비견될 만한 암의 '생명력'이 존재한다. "암세포도 생명이다." 라는 드라마 대사와 무관하게, 암세포가 생명'력'을 지녔다는 사실만은 부정할 수 없는 현실이다. 그리고 그 생명력에서부터 기인하는 여러 가지 내성과 저항성의 극복이 암 정복을 위한 연구자들의 궁극적인 목표가 될 것이다.

극복해야 할 대상이 분명하니, 암의 내성을 무력화시키기 위해

2차, 3차의 공격을 준비하는 신약 개발 과학자들의 연구에는 가속도가 붙고 있다. 가까운 미래에는 인류가 암에 의한 죽음의 공포로부터 해방되기를 진심으로 기원한다.

**2**                                         **알츠하이머병, 타우 엉킴을 넘어**

"결국 사진만 남는다."

여행을 다녀온 사람들이 여행을 끝내고 그 여행을 추억하면서 하는 가장 흔한 말이 아닐까 싶다. 여행 기간 동안 느낀 생생했던 감정은 시간의 흐름과 함께 점점 희미해져 가지만, 여행의 단편을 담은 사진을 보면 기억의 저편에 고이 간직되어 있던 여행의 추억들이 새록새록 떠오른다. 이처럼 사진은 기억 속 어느 공간에 자리하고 있던 추억을 떠올리게 만드는 방아쇠 역할을 한다. 보통의 사람이라면 말이다.

사진을 통해서 추억을 떠올릴 수 없을 뿐 아니라, 일상생활에서 흔히 기억해야 할 것들도 더 이상 기억할 수 없는 순간을 맞이한 분들을 볼 때가 있다. 현실이 아니라도 〈살인자의 기억법〉, 〈내 머리속의 지우개〉, 〈스틸 앨리스〉 같은 영화를 통해서 기억을 저장한 후 다시 꺼내어 볼 수 없는 상황에 처한 사람들의 삶을 간접 경험해볼 수 있다. 나이가 들어감에 따라 기억력을 조금씩 잃는 것과는 다르다. 가까운 사람들의 이름을 잊고, 최근에 나눈 대화를 기억하지 못하고, 어린 시절의 기억을 잃어가고, 오랫동안 살아온 집을 못 찾기도 하고, 결국에는 가장 사랑했던 가족들마저 기억하지 못하게 된다. 바로 치매 증상이다.

전 세계적으로 매년 990만 건의 치매가 새로 진단되고 있다. 3.2초당 1건씩 발생하는 것이니, 치매가 영화에서나 볼 법한 보기 어려운 질병은 분명히 아닌 것 같다. 특히 아시아인이 전체 치매환자의 49퍼센트를 차지하고 있는 것을 볼 때, 추억을 상실하게 하는 이 가슴 아픈 병은 생각보다 우리에게 꽤나 가까이 있음을 알 수 있다. 치매는 사람들의 평균 수명이 40세 정도에 머물던 시절에는 그리 흔한 질병이 아니었다. 당시 사람들은 증세가 나타날 만큼 오래 살지 못했던 것이다. 치매는 나이가 들수록 발병률이 더 높아지며, 따라서 인구의 평균 수명이 늘어남에 따라 치매 인구의 비율도 늘어난다. 한국에서도 2018년 기준 65세 이상 노인 중 치매 환자의 비율은 10.2퍼센트에 이르며, 특히 85세 이상에서는 37.5퍼센트가 치매를 앓고 있다. 2024년이면 치매 인구 수는 100만 명을 넘을 것으로 추산된다.

사실 치매는 그 자체로 질환이라기보다는 대뇌 신경세포의 손상에 따른 전반적인 인지 기능 상실 등의 증상을 이르는 말이다. 치매를 일으키는 질환은 수십 가지가 있는 것으로 알려져 있는데, 그중 가장 흔한 원인 질환은 알츠하이머병으로 전체 치매 환자의 50~70퍼센트를 차지한다. 여기서는 노인성 치매를 대표한다고 할 수 있는 알츠하이머병의 경우 어떤 치료제들이 개발되고 있는지 그 연구 흐름을 살펴볼 것이다.


## 현재 알츠하이머병 치료제들은?

불행하게도 알츠하이머병의 정확한 발병 원인과 기전은 아직 밝혀지지 않았다. 다만 병리적인 특징으로 베타아밀로이드beta amyloid 단백질과 타우 단백질tau protein의 응집이 뇌 속에서 관찰된다. 이들 단백질 응집체는 신체 내에서 과다생성될 경우 주변 기관에 손상을 일으킬 수 있다. 특히 뇌세포 사이에 침전되어 플라크plaque를 형성하게 되면 신경 조직이 손상될 수 있으며, 이로 인해 기억력이 떨어지고 언어 능력, 시공간 파악 능력이 저하되는 등의 증상이 발생할 수 있다. 이러한 증상은 일상생활에 필요한 판단력이나 수행 능력의 저하, 보행 장애나 공격적인 성격으로 이어지기도 한다. 하지만 아밀로이드 플라크가 왜 형성되는지는 충분히 알려지지 않았다. 또한 플라크가 많이 쌓여 있어도 치매에 걸리지 않는 경우도 있다. 만약 정확한 발병 원인을 알고 있다면 그 원인을 제거하거나 보완하는 방식의 약물을 상대적으로 쉽게 만들어낼 수 있겠지만, 알츠하이머병의 경우는 그렇게 접근할 수 없는 것이다. 이에 따라 연구자들은 먼저 알츠하이머병의 발병 원인에 대한 가설을 세운 후 이를 바탕으로 치료제 개발을 시작했다. 연구자들이 세운 가설이 옳다면 그들이 개발한 치료제도 효과를 보일 것이다.

알츠하이머병 치료제 개발을 위해 가장 먼저 제시된 가설은, 인지능력이 저하되는 현상을 볼 때 신경세포 간의 신호 전달에 문제가 있는 것이 아닐까 하는 추측으로부터 출발했다. 지금까지 FDA에서 알츠하이머병 치료제로 허가를 받은 약물을 살펴보면 아세틸콜린acetylcholine이라는 신경전달 물질의 양을 증가시켜 효과를 볼 수 있는 약물들이 있다. 이 약물은 아세틸콜린의 분해 효소인 아세틸콜린에스테라제acetylcholinesterase의 활성을 저해하는 작용을 한다. 또한 신경세포에 있는 신경수용체의 활성을 조절하는 약물도 개발되었다. NMDA 수용체N-methyl-D-aspartate receptor는 세포의 사멸에 관여하는 신경수용체인데, 이들이 과도하게 활성화되면 신경세포를 죽게 만들기도 한다. NMDA 수용체 길항제 NMDA antagonist는 NMDA가 관여하는 세포 사멸 기능을 조절함으로써 신경세포의 사멸을 막는 물질로서, 중증 알츠하이머병 환자들에게 사용된다. 위 두 가지 성분을 혼합한 복합제도 FDA의 승인을 받은 약물이다. 이 치료제들은 증상의 심화를 늦춰준다고 알려져 있다. 하지만 질환을 근본적으로 치료하는 치료제라 말할 수는 없다.

## 베타아밀로이드 가설

근본적인 치료제를 개발하려는 꿈을 위해 과학자들에게는 새로운 가설이 필요했다. 앞에서도 설명했듯이 알츠하이머병 환자의 뇌에서는 정상인에 비해 베타아밀로이드 단백질과 타우 단백질의 응집이 지나치게 많이 발견된다. 이 현상에 기반을 두고 베타아밀로이드 가설과 타우 엉킴 가설이 만들어졌다. 현재 임상시험이 진행 중인 수많은 물질 중에서 가장 많은 수가 베타아밀로이드 그리고 타우 단백질을 약물의 표적으로 삼고 있다.

그 가설은 간단하다. "알츠하이머병 환자들에게 과도하게 발견되는 베타아밀로이드와 타우를 제거함으로써 알츠하이머병을 막을 수 없을까?"가 그것이다. 지금도 수많은 연구자들이 다양한 방법으로 그 단백질들을 제거하려고 노력하고 있다. 하지만 베타아밀로이드의 경우 많은 약물이 임상 3상에서 실패를 맛보아야 했기에 과연 베타아밀로이드 단백질을 제거함으로써 알츠하이머병 증상을 완화하거나 억제 또는 제거할 수 있을지 의문이 생기기 시작했다. 현재도 이에 대해서는 저명한 학자들 사이에 "그렇다", "아니다" 하는 논쟁이 진행되고 있다.

그럼에도 불구하고, 여전히 베타아밀로이드가 중요한 약물 표적이라고 생각하는 사람들은 그들의 가설에 따라 치료제 개발에 매진하고 있고, 그 과정에서 의미 있는 작은 변화가 감지되기도 했다. 베타아밀로이드는 단량체monomer, 소중합체oligomer, 그리

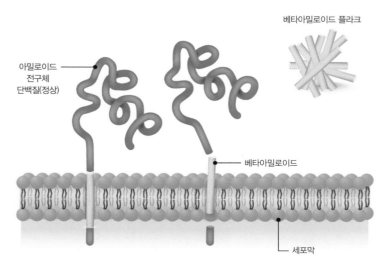

베타아밀로이드 플라크

아밀로이드
전구체
단백질(정상)

베타아밀로이드

세포막

**그림1** 가장 왼쪽 그림은 건강한 사람의 뇌에서 발견되는 아밀로이드 전구체 단백질(APP: Precursor protein b−amyloid)을 나타낸다. 알츠하이머병은 이 전구체가 베타세크리타제 (beta secretase) 및 감마세크리타제(gamma secretase)에 의해 끊어졌을 때 생성되는 베타아밀로이드가 응집되는 병이다. 베타아밀로이드는 30∼40개의 아미노산으로 이루어진 펩타이드로 시간이 지남에 따라 응집되어 소중합체, 소섬유를 형성하게 된다.

고 소섬유fibril라는 3가지 형태를 만들 수 있는데, 소중합체만이 알츠하이머병을 일으키는 유독한 형태라는 연구 결과가 그것이다.

기존에 베타아밀로이드를 약물 표적으로 삼아 만들어진 물질들은 단량체만을 표적으로 삼거나, 위에서 언급한 세 가지 형태 모두를 표적으로 삼는 등의 선별성에 문제가 있었다. 이런 경우에는 약물 효과가 감소하는 비효율성이 나타나거나, 신체에 독성을 일으킬 수 있는 등의 부작용 문제를 낳을 수 있다. 따라서 몇몇 기업들은 소중합체 형태의 베타아밀로이드에만 결합하는 물질의 개발로 연구 방향을 바꾸고 있다.

그러나 베타아밀로이드는 알츠하이머병 증상이 나타나기 20여 년 전부터 이미 뇌에 침착될 수 있다는 점을 상기할 때, 베타아밀로이드를 제거함으로써 증상을 완화할 수 있을지는 임상에서 증명되기 전까지 아직은 불완전한 가설일 뿐이다.

## 또 다른 약물 표적, '타우 엉킴'

비슷한 관점에서, 임상에서 두 번째로 많이 시험되는 약물은 타우 단백질을 표적으로 삼고 있다. 타우 단백질은 신경세포의 축삭axon 안쪽에 생성되는 미세소관microtubule(단백질의 이동 통로)을 단단히 잡아주는 역할을 하는 단백질이다. 축삭은 신경세포에서 뻗어 나온 긴 돌기로, 다른 신경세포에 자극을 전달하는 역할을 한다. 그런데 타우 단백질이 과도하게 인산화되어 미세소관에서 빠져 나오면 미세소관은 안정적인 구조를 유지할 수 없고 축삭 역시 끊어지며 결과적으로 신경세포의 퇴행 및 사멸로 이어진다 (그림2). 이처럼 타우 단백질이 미세소관에서 떨어져 나와 응집체를 형성하는 현상을 타우 엉킴이라고 한다.

미세소관에서 떨어져 나온 타우 단백질은 뇌세포 사이로 확산될 수 있다. 흥미로운 점은 이러한 확산 현상은 물감이 퍼지듯 한 곳에서 시작해 그 주변으로 영향이 퍼져나가는 식이 아니라 서로

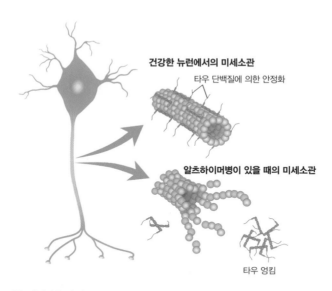

**건강한 뉴런에서의 미세소관**

타우 단백질에 의한 안정화

**알츠하이머병이 있을 때의 미세소관**

타우 엉킴

**그림2** 타우 단백질은 미세소관의 구조를 유지하는 역할을 한다. 그런데 타우 단백질이 미세소관에서 빠져 나오게 되면 미세소관은 그 구조가 무너져버리고, 결과적으로 뉴런의 신경축삭도 끊어진다.

떨어진 부분에서 타우 엉킴의 영향이 나타난다는 것이다. 다시 말해서, 내후각피질에서 쌓이기 시작한 타우 엉킴은 해마를 거쳐서 대뇌피질로 확산되는데, 이러한 현상이 나타나는 위치들은 알츠하이머 병리 증상의 기준이 되는 '브라크 스테이지Braak Stage' 와 일치한다. 2003년 헤이코 브라크Heiko Braak 박사는 후각 기관으로 침입한 외부 물질이 뇌의 각 영역에 확산됨에 따라 파킨슨병 및 알츠하이머병이 어떻게 진행되는지 단계별로 나타내고 이를 '브라크 스테이지'라고 명명했는데, 이러한 브라크 스테이지가 타우 엉킴이 발견되는 뇌 영역과 일치하는 것이다. 그에 따라 '타우 엉킴을 제거함으로써 알츠하이머병 증상을 완화할 수 있지 않을까' 하는 가설이 제안되었고, 타우 엉킴을 표적으로 한 약물 연구가 시작되었다.

특히 연구자들은 타우 엉킴이 신경세포 말단의 시냅스 사이에서 전파되는 것을 방지하기 위한 약물의 개발에 초점을 맞추고 있는데, 그중 가장 흥미로운 연구는 '오-글렉넥O-GlcNAc: O-Linked β-N-acetylglucosamine'이라는 당과 타우 엉킴의 상관관계를 이용하는 것이다. 앞에서도 설명했듯이 타우 엉킴은 타우 단백질이 과다하게 인산화되어 나타나는 현상이다. 그런데 이러한 인산화는 타우 단백질에서도 특정한 아미노산 가지에만 일어난다. 흥미롭게도 타우 단백질이 인산화되는 위치는 이 단백질에 오-글렉넥이라는 당이 붙었다 떨어지는 위치와 정확히 일치한다. 즉, 오-글렉넥이 계속 타우 단백질에 결합해 있다면 타우 단백질의 인산화를 막을 수 있고, 그 결과 타우 엉킴 또한 막을 수 있게 된다. 오-글렉넥이 타우 단백질에 결합하거나 분해되는 과정은 두 가지 효소, 오-글렉넥 트랜스퍼라제O-GlcNAc transferase와 오-글렉네아제 O-GlcNAcase에 의해 조절된다. 이에 따라 연구자들은 오-글렉네아제의 작용을 막는 저해제가 알츠하이머병 치료제가 될 수 있다고 생각하여 이에 대한 심도 깊은 연구를 진행 중에 있다.

## 중추신경계 면역세포인 미세아교세포의 역할

지금까지는 단백질 엉킴이 알츠하이머병과 모종의 상관관계를 가진다는 가설을 바탕으로, 응집된 단백질을 제거하는 방향의 연구들을 살펴보았다. 이번에는 신경세포의 사멸에 직접 관여함으로써 알츠하이머병을 치료하는 연구에 대해서 알아보겠다. 그중 하나는 바로 신체의 면역 작용을 이용하는 것이다. 최근 들어 중추신경계에서 발생하는 여러 질병에 대한 면역 작용의 역할에 관심이 모아지고 있는데, 특히 중추신경계에서 활동하는 대식세포인 미세아교세포가 발견된 이후, 알츠하이머병을 비롯한 신경퇴행성 장애들이 이 면역세포와 관련성이 있다는 새로운 발견들이 발표되고 있다. 미세아교세포는 뇌에서 면역 기능을 담당하는 세포로, 뇌에 침투한 병원체나 뇌세포에서 생겨난 잔해물을 처리하는 대식 작용을 한다. 이에 따라 연구자들은 미세아교세포의 활성을 조절함으로써 알츠하이머병을 치료하는 방안을 강구하기 시작했다. 예컨대, 미세아교세포의 활성이 너무 낮다면 죽은 뇌세포와 잘못된 구조의 단백질들, 즉 베타아밀로이드나 타우 엉킴과 같이 신경세포에 손상을 입히는 물질이 신속하게 제거되지 못할 수 있다. 이러한 가설에 따라, 미세아교세포의 활성화를 유도함으로써 알츠하이머병을 치료하는 방향의 연구들이 이뤄지고 있다.

그런데 미세아교세포의 활성이 지나치게 높을 때도 알츠하이머병의 발병 확률이 높아질 수 있다. 특히, 특정 유전자, 예를 들면 *ApoE4* 유전자를 지닌 사람들에서는 과도한 면역 반응이 유도되어 신경세포들이 사멸되는 것이 확인되었다. 인구의 거의 4분의 1이 이 유전자를 가지고 있으며, 이 유전자를 지닌 사람들은 알츠하이머병에 걸릴 위험이 세 배 이상 높은 것으로 나타났다. 이런 관찰 결과는 내인성 면역 반응이 알츠하이머병에 영향을 줄 수 있음을 보여주는 새로운 결과다. 이에 따라 *ApoE4* 유전자의 영향을 차단함으로써 미세아교세포의 과도한 염증 반응과 이로 인한 신경세포 사멸을 막고 알츠하이머병을 예방할 수 있다는 가설이 제기되기도 했다.

한편, 면역항암제를 이용해 알츠하이머병을 치료하려는 연구도 진행되고 있다. 앞 장에서 설명한 것처럼, 면역항암제는 면역 관문 분자(예를 들어 PD-1/PD-L1 축)들을 차단함으로써 면역 활성화를 유도해 환자 자신의 면역에 의해 암세포가 사멸하도록 하는 방법을 사용한다. 그런데 이때 사용되는 약물이 알츠하이머병을 완화하는 데도 효과를 보이는 것으로 나타났다. FDA의 허가를 받은 '항 PD-1 항체'를 알츠하이머 질환모델 실험동물인 마우스에 사용했을 때 베타아밀로이드 침착이 줄어들고, 공간학습 기능이 향상되는 등의 효과가 있었다. 또한, 같은 연구진이 수행한 선행연구에서는 면역 억제 환경을 조성하는 역할을 하는 세포(조절 T세포)의 활성화를 완화해 면역을 증가시키고, 그 결과로 알츠하이머 증상의 완화(베타아밀로이드 침착 감소, 인지행동 개선)를 유도할 수 있었다고 한다. 면역세포가 뇌로 침투하는 관문인 맥락총 부근에 인터페론 감마(면역 활성화 효과를 일으키는 핵심 인자로 면역세포들이 모여들게 한다)의 농도가 증가하면서, 면역세포들이 맥락총으로 모여들게 되고 단핵구세포 유래 대식세포, T세포 등이 이곳을 통해서 뇌로 들어간다는 사실도 확인되었다.[4] 또한 최근 논문들은 중추신경에만 작용하는 특이적인 면역 관문 분자가 있을 가능성을 보고하고 있다. 이와 같은 면역 관문 분자들의 조절을 통해 중추신경계에 특이적인 면역을 활성화함으로써 알츠하이머병을 치료하려는 연구들도 진행되고 있다.


## 젊은 피의 수혈을 통해


미국 샌프란시스코 지역에 있는 신생 회사 '알카헤스트Alkahest'는 위에서 살펴본 것과는 전혀 다른 가설을 기반으로 알츠하이머병 치료제를 비롯한 퇴행성 뇌질환 치료제를 개발하고 있다. 이들의 연구는 젊은 피에 있는 단백질 성분들 중에 퇴행성 뇌질환을 역전시킬 수 있는 성분이 존재한다는 가설에서 출발하고 있다. 이 가설은 젊은 쥐와 늙은 쥐의 몸을 수술로 연결해 혈액 공유가 이뤄지도록 한 결과, 젊은 피를 공급받은 늙은 쥐의 인지능력이 향상되고 뇌세포들의 신경 발생이 활발해졌다는 결과들에 바탕을 두고 있다. 더 나아가 연구진은 최근 인간 탯줄에 존재하는 특정 단백질 TIMP2에 의해서도 늙은 쥐의 인지능력이 향상된다는 사실을 확인했다.

이런 실험 결과와 가설을 근거로, 알츠하이머병 환자들에게 젊은 피를 투여한 최초의 소규모 임상시험 결과가 2017년 11월 발표되었으며, 2019년 1월 논문으로 보고되었다.[5] 이들은 환자들에게 4주 동안 매주 젊은 피(혈장)를 투여했는데, 그 결과 쇼핑이나 식사 준비와 같은 일상 활동이 개선되었다고 한다. 이 치료법의 안전성도 확인되었다. 하지만 연구진은 이 결과는 환자 18명을 대상으로 한 소규모 실험 결과일 뿐이라 그 결과를 지나치게 확대 해석해서는 안 된다고 이야기하며, 좀 더 개선된 방식으로 준비된 젊은 피(적혈구 세포와 여러 단백질들을 제거한 후 사용)를 이용한 대규모 임상을 수행할 계획이라고 밝혔다.

많은 질병이 사람들을 괴롭히고 있지만, 그중에서도 알츠하이머병은 우리의 소중한 추억들을 하나 둘씩 잊어버리게 하는 가슴 아픈 질병이다. 여행 사진들에서 아름다운 추억들을 꺼내어볼 수 있도록, 그리고 더 현실적으로는 그들이 사랑하는 가족을 기억해낼 수 있도록 지금도 연구자들은 다양한 가설과 접근법으로 치료제 개발에 노력하고 있다.

**자가면역질환(1): 면역 반응의 시작 통제하기**

지금까지 살펴봤듯이, 항암 치료제 연구는 이미 면역항암제를 중
심으로 이루어지고 있으며 알츠하이머병을 포함한 퇴행성 뇌질
환의 치료 분야에서도 새로운 돌파구로서 면역(세포)을 주목하고
있다. 다양한 질병을 치료하기 위한 방법으로 면역을 조절하거나
통제하는 방식의 연구가 진행되고 있는 것이다. 그렇다고 면역
에 대한 연구가 최근에 와서야 활발해진 것은 아니다. 1-4장에서
도 살펴봤듯이 면역 연구는 의학의 역사와 궤를 함께한다고 봐도
될 만큼 오랜 전통을 가지고 있으며, 이미 수십 명의 노벨 생리의
학상 수상자를 배출한 분야이기도 하다. 그러므로 면역을 이용한
치료제 개발 연구에 대해서는 계속해서 새로운 쓰임새를 발견하
고 확장해가고 있는 중이라고 표현하는 편이 좋을 것 같다.

　일반인들도 면역에 관심이 많다. 시중에는 '면역력'을 키워 준
다는 건강기능식품으로 비타민C나 프로바이오틱스, 또는 아연과

같은 물질들이 소개되며, 방송 프로그램이나 지면 정보를 통해서도 면역력에 대한 이야기를 많이 찾아볼 수 있다. 하지만 면역력이란 것이 무엇을 의미하는지, 면역 반응은 실제로 어떻게 이루어지는지, 그리고 그것이 건강과는 어떤 관련이 있는지에 관해 쓸모 있는 정보는 실상 그리 많지 않다. 막연히 면역이란 우리 몸이 병에 걸리지 않게 지켜주는 것이라고만 여겨 감기에 걸리거나 피로감이 들면 면역력이 떨어진 것 같다고 생각할 뿐이다. 하지만 면역은 그렇게 간단하게 설명되지 않는다.

면역은 일생 동안 우리가 우리의 몸을 지키도록 설계된 방어기전을 통칭하는 용어로서, 수많은 종류의 세포와 단백질이 관여하고 있다. 각각의 질환이 서로 다른 원인에 의해 발병하듯, 면역계도 각각의 질환에 대해 상이한 방식으로 대응한다. 이처럼 면역 반응은 너무나 복잡하고 종류 또한 다양하기 때문에 그 내용을 간단히 정리하기는 어렵다. 따라서 여기서는 최근 신약 개발 동향을 중심으로, 면역계에 이상이 생김으로써 나타나는 질환을 살펴보고자 한다. 우리가 보통 생각하는 면역계 질환이라면 면역계가 약화되어 걸리는 질환―예컨대, 에이즈(후천성 면역 결핍증), 이 경우는 외부로부터 들어오는 작은 침입에도 면역이 방어하지 못하는 까닭에 복합적인 문제를 일으킨다―일 것이다. 이 또한 심각한 질환임은 분명하나, 여기서는 그 반대로 면역계가 과도하게 활성화되었을 때 나타나는 질병을 살펴보고자 한다. 즉, 우리 신체를 보호하기 위해 만들어진 면역계가 지나치게 활성화되어 도

| 발병 위치 | 자가면역질환 |
|---|---|
| 뇌 | 다발성 경화증, 길랑바레 증후군, 자폐증 |
| 혈액 | 백혈병, 루푸스, 용혈성 이상지혈증 |
| 갑상선 | 갑상선염, 하시모토 병, 그레이브스 병 |
| 뼈 | 류마티스성 관절염, 강직성 척추염, 다발성 근육성 류마티스 |
| 위장관 | 셀리악병, 크론병, 궤양성 대장염, 1형 당뇨병 |
| 신경 | 말초신경병증, 당뇨병성 말초신경병증 |
| 피부 | 건선, 백반증, 습진, 피부경화증 |
| 폐 | 천식, 베게너육아종증 |
| 근육 | 근육성 이영양증, 섬유근육통 |

**표1** 다양한 자가면역질환

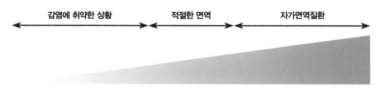

**면역 활성화 수준**

**그림1** 면역 활성화 수준이 너무 낮으면 외부 침입에 의한 감염에 취약해지고, 너무 높으면 지나치게 활성화된 면역이 자신의 세포를 공격하는 자가면역질환을 일으킬 가능성이 높아진다.

리어 우리 몸을 공격하게 된 것이다. 이처럼 과도한 면역 반응에 따라 면역계가 자기 몸을 공격하게 되는 질환을 통틀어 '자가면역질환'이라고 하는데, 그 종류는 100여 종이 넘는 것으로 알려져 있다. 자가면역질환들을 발병 위치에 따라 구분해보면 **표1**과 같으며, 표에서 보는 것과 같이 대부분의 장기와 조직에서 발생할 수 있다.

면역 반응과 자가면역질환을 이해하기 위해, 여기서는 면역 반응 중 두 가지 과정에 주목해보고자 한다. 바로 면역의 시작과 면역의 종결이다. 면역의 시작 과정에서 이상이 생기면 필요하지 않은 상황에서도 과도한 면역 반응이 일어날 수 있다. 또한 한 번 시작된 면역 반응이 중단되지 않고 무한정 지속될 때도 과도한 염증을 일으켜 질환으로 이어질 수 있다. 이번 장에서는 먼저 면역의 시작 과정을 살펴보고, 면역의 종결 과정은 다음 장에서 마저 다루고자 한다. 이를 위해 일단 면역 반응이 무엇인지부터 알아보자.


## 면역의 시작은 포탈 검색과도 같다

우리는 포탈에 올라오는 기사들을 하루에 몇 번이나 검색할까? 아침 출근길에 버스나 지하철에서 밤새 새로 올라온 기사들 중 관심 있는 기사들을 찾아서 확인하는 사람들을 쉽게 볼 수 있다. 학교나 회사에 출근한 이후에도 많은 사람들이 수시로 포탈 사이트에 접속해 실시간으로 올라오는 수많은 정보를 끊임없이 확인한다. 우선 기사의 제목을 확인하고서 관심이 가는 기사라면 간단히 그 내용을 살펴본다. 이런 행동을 틈나는 대로 하루 종일 반복하는 것은 그만큼 많은 양의 정보들이 쏟아지기 때문이며, 그 수많은 정보 가운데 나에게 필요한 것을 놓치지 않기 위해서이다. 끊임없는 검색을 통해 정보를 구분하는 일이 바로 면역계가 하는 일이며, 또한 그것이 면역의 시작이다.

면역계는 우리 몸을 끊임없이 검색하며 외부로부터 침입한 '자기 자신이 아닌 물질non-self'이 있지 않은지, 혹은 자신에게서 만들어진 물질이지만 암과 같이 정상적이지 못한 변형이 있지는 않은지, 끊임없이 확인한다. 만일 외부로부터 침입한 물질(세균, 바이러스, 꽃가루, 또는 음식 등을 통해 들어온 자기 자신이 아닌 단백질 또는 세포), 또는 비정상적으로 변형된 물질(자신에서 유래했지만 변성된 물질, 바이러스에 감염된 변이세포 등)이 확인되면 그 물질을 제거하기 위해서 약속된 일련의 신호들을 작동시킨다. 이처럼 생명체 내에서 이물질로 간주되어 면역 반응을 일으키는 물질을 통틀어 '항원'이라고 한다. 항원은 주로 병원균이나 바이러스의 단백질이지만, 자기 변이세포(암세포)의 단백질, 인공 합성물 등 다양한 물질이 면역 반응을 일으킬 수 있다. 항원이 감지되면 면역계는 두 가지 방식으로 대응하는데, 먼저 호중구나 대식세포 등의 면역세포가 그 대상들을 직접 공격하는 세포성 면역이 있고, 두 번째로는 일반인들에겐 흔히 백신 접종 이후에 생성되는 것으로 알려진 항체 생산을 통해 항원을 공격하는 체액성 면역이 있다. 항체는 면역계가 생성하는 단백질의 일종으로, 항원과 특이적으로 결합함으로써 항원을 제거하거나 사멸시킨다. 이런 일련의 과정이 우리 몸의 면역이다. 그중에서도, 포탈 기사 검색 과정처럼 몸 안에서 '자신의 물질'과 '자신이 아닌 물질'을 끊임없이 구별하는 검색 과정으로부터 면역이 시작된다. 그런데 면역계는 우리 몸 안에 있는 수많은 물질 중 자신의 물질과 자신이 아닌 물질을 어떻게 그렇게 쉽게 구별하는 것일까?

## 주조직 적합성 복합체

'자신의 물질'과 '자신이 아닌 물질'의 구별이 왜 중요한지는, 일반인도 잘 알고 있는 상황이 있다. 바로 장기이식이다. 장기에 손상을 입어서 한시라도 빨리 다른 사람의 장기를 받아야 하는 긴급하고도 중요한 순간에, 일단 공여자와 수여자 간에 장기이식이 가능한지 확인하는 과정을 거쳐야 한다는 것은 대부분의 사람이 알고 있는 상식이다. 공여자의 장기가 수여자 몸의 면역계에서 '자신의 것'처럼 인식되어야 하기 때문이다.

이를 위해 시행하는 것이 '조직 적합성 검사'다. 즉, 공여자와 수여자 사이의 장기이식이 면역학적으로 적합한지를 먼저 살펴보는 것이다. 이때 확인하는 대상은 '주조직 적합성 복합체MHC: Major Histocompatibility Complex'라는 분자들로, 그 복합체들은 MHC I 그룹과 MHC II 그룹이라는 두 부류로 나뉜다(그림2). 이 복합체들이 동일한지 확인하는 것이 장기이식 전에 시행되는 조직 적합성 확인 과정이다(물론 혈액형이 동일한지, 혈액에 존재하는 항체들이 새롭게 들어올 장기와 결합하여 면역 반응을 일으킬 수 있는지 여부도 조사된다).

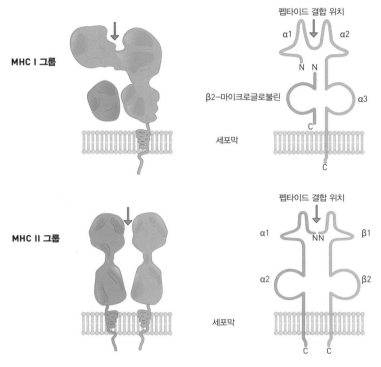

MHC I 그룹

펩타이드 결합 위치

α1　　α2

N N

β2-마이크로글로불린　　　　　　　α3

세포막　　　　　C

C

MHC II 그룹

펩타이드 결합 위치

α1　　　　　β1

NN

α2　　　　　β2

세포막　　　　C　C

**그림2** 주조직 적합성 복합체(MHC) I 그룹과 II 그룹의 구조 비교

　그렇다면 MHC는 실제로 어떻게 이식된 조직이 적합한지 알려주는가? MHC의 작용을 쉽게 비유하면 어떤 기사의 내용을 한 줄의 헤드라인으로 요약해 포탈의 대문 화면에 게시하는 역할이라고 할 수 있다. 세포의 표면에 이 세포가 '자신의 물질'인지 아닌지를 알려주는 표식을 부착하는 것이다. 그러면 지나가던 면역 세포가 이 표식을 읽음으로써 세포가 '자신이 아닌 물질'에 감염되었는지 확인할 수 있다.

이제 이 일이 어떻게 일어나는지 간단히 알아보도록 하자. 세포 안에 어떤 단백질이 있다고 하자. 이 단백질이 과연 자신의 물질인지 아닌지 어떻게 확인할 수 있을까? 우선 그 단백질(포탈 기사 전문)은 프로테아좀proteasome이라는 단백질 분해 효소를 통해 짧은 길이의 펩타이드들(짧은 한 줄 헤드라인들)*로 분쇄된다. 즉, 이 펩타이드들은 원래의 단백질이 무엇인지를 나타내는 표식이라고 볼 수 있다. 이렇게 분쇄된 단백질 조각은 MHC I 그룹의 단백질들과 결합한다. MHC에는 협곡과 같은 길고 오목한 홈이 있어 서로 다른 크기의 단백질들과 결합할 수 있다. MHC는 분쇄된 단백질 조각들 중 안정적으로 결합할 수 있을 만큼 충분히 강한 결합력을 가지고 있는 펩타이드들만 선별하여 결합한다. 이렇게 생성된 펩타이드-MHC 결합물은 분비소포를 통해 세포 표면으로 이동해 거기에 달라붙는다.

MHC II의 작용도 MHC I과 비슷하지만, 세포 안의 단백질이 아니라 세포 밖에 떠돌아다니는 단백질을 처리한다는 점에서 차이가 있다. 예컨대 바이러스나 세균과 같은 외부 물질들은 우리 몸의 세포와는 다른 방식으로 식별 과정을 거치는 것이다. 어쨌든 이런 외부 물질을 처리하기 위해서는 세포의 도움을 받아야 하는데, 이때 사용되는 면역세포가 '항원제시세포APC: Antigen-Presenting Cell'다. 항원제시세포로는 수지상세포, 대식세포, B세포

---

* 길이가 짧은 단백질. 보통 10개 이하의 아미노산으로 이루어진다.

가 있는데, 이들 세포는 외부에 있는 단백질을 '엔도솜endosome' 이라는 지질막 구조를 이용해 세포 내로 끌어들인 후 분쇄한다. 항원제시세포 내에는 다양한 종류의 가수분해 효소가 있어 여러 형태의 단백질을 처리할 수 있다. 이렇게 분쇄된 펩타이드는 MHC I에서와 마찬가지로 MHC II와 결합한 뒤 세포 표면으로 이동해 부착된다.

이렇게 세포 표면에 표지가 제시되면 세포 주위에 있던 면역세포가 이 표지를 확인한다. 이때 펩타이드-MHC 결합물은 면역세포인 T세포의 표면에 노출되어 있는 항원 수용체와 결합한다. 여기서 T세포는 특정 항원에 특이적인 적응 면역 반응을 일으키는 백혈구의 일종이다. T세포의 수용체가 펩타이드-MHC 결합물과 결합하고 나면 T세포는 MHC와 결합해 있는 펩타이드들이 자기 몸의 것인지 아닌지를 판단한다. 비유하자면, 포털 사이트에 노출된 기사 헤드라인을 클릭해 이 기사가 나에게 정말로 필요한 내용인지를 확인해보는 것과 같다. 만일 이 펩타이드가 '자신이 아닌 물질'로 판명되면 이 세포는 면역계의 공격대상으로 등록된다.

## 글루텐과 MHC II, 그리고 셀리악병

MHC는 왜 두 종류로 존재하는 것일까? 앞에서 간단히 설명한 것과 같이 MHC I는 세포 안에 있는 단백질을 운반하는 데 이용된다. 자신의 세포가 바이러스 감염으로 자신이 만들던 것과는 다른 단백질을 발현하거나 심한 DNA 손상으로 정상적이지 않은 단백질을 만들 때 이들의 펩타이드를 면역세포에게 전달하는 역할을 수행한다. MHC I은 모든 세포를 감시하기 때문에 모든 세포에서 MHC I 단백질이 발현된다. 이런 이유로 세포 내 단백질의 항상성을 관리하는 단백질 분해 효소인 프로테아좀이 펩타이드를 만드는 데 활용된다.

하지만 MHC II는 세포 외부에 있는 단백질을 면역세포에게 전달하는 목적을 가지기 때문에 수지상세포, 대식세포, B세포와 같은 전문적인 항원제시세포들에게서만 발현된다. 간단한 예로 외부에서 음식으로 섭취한 밀가루를 생각해보자.

밀가루에는 글루텐gluten이라는 녹지 않는 단백질 성분이 포함되어 있는데, 글루텐은 끈끈한 성질이 있어 빵을 부풀어오르게 하고, 면을 쫀득하게 만드는 역할을 하는 단백질이다. 우리가 빵이나 면과 같은 밀가루 음식을 먹으면 글루텐 성분도 우리 몸에 들어오게 된다. 그러면 우리 면역계의 항원제시세포들은 이 외부 단백질을 세포 안으로 끌고 들어와 분해한 다음에 MHC II 단백질과 결합시켜 세포 표면에 그 조각 단백질(펩타이드)들을 항원으로 제시한다.

대다수의 사람에게서 글루텐 그 자체는 어떠한 위험도 일으키지 않는다. 그런데 글루텐이 분쇄되었을 때 생기는 특정 서열의 펩타이드들은 일부 사람에게서만 나타나는 특정 모양의 MHC II

단백질과 강한 결합력을 갖는다는 것이 밝혀졌다. 이런 이유로 글루텐의 특정 펩타이드와 강한 결합력을 갖는 MHC II 단백질을 갖고 있는 소수의 사람들에게서는 글루텐이 항원 물질로 인식되어 면역 반응이 일어나게 된다. 그 결과 소화기관의 점막에 염증이 일어나 장내 영양분의 흡수가 저해되고 각종 소화기 장애가 유발되는데, 이를 셀리악병이라고 한다. 셀리악병은 특정 모양의 MHC II 단백질과 관련이 있는 유전질환으로서 동북아시아인에선 거의 나타나지 않고, 서양인에서 일정 비율로 발현된다고 알려져 있다. 독자분들 중에 셀리악병에 대해서는 처음 들어보지만 글루텐에 대해서는 들어본 사람이 많을 것이다. 최근에는 일반 가공식품 중에 '글루텐 프리gluten free'라는 표기가 있는 식품도 많이 나오고 있어, 간혹 어떤 사람들은 글루텐이 몸에 나쁜 화학성분이나 첨가제라고 오해하기도 한다. 그렇지 않다. 글루텐은 셀리악병과 같은 유전질환을 가진 사람을 제외하면 신체 건강과는 무관하다. 물론 셀리악병을 우려하는 사람들은 일부러 글루텐이 제거된 밀가루로 만든 과자와 빵을 먹는다. 비록 최근에 발표된 한 연구 결과에 따르면 글루텐 단백질이 셀리악병과 무관할 수 있다고 하지만 말이다.

## 자가면역질환과 MHC 약물 표적

면역 반응이 어떻게 시작되는지 알아보았으니, 이제 본격적으로 면역 관련 질환과 그에 대한 신약 연구 현황을 알아보도록 하자. 앞에서도 간단히 설명했듯이, 자가면역질환이란 '자신의 물질'인 데도(혹은 음식 성분과 같이 일반적으로 면역이 활성화되지 않아야 하는 물질인 데도) 우리 면역계가 '자신이 아닌 물질'로 인식하여 필요하지 않은 과도한 면역 반응을 일으키는 질병이다(때로는 정상적 면역 염증 반응이 일어난 후 적절한 때에 면역 반응이 끝나지 못하고 지속되는 종류의 자가면역질환도 있는데, 이에 대해서는 다음 장에서 집중적으로 다루겠다). 따라서 이런 비정상적인 면역의 시작을 막을 수 있다면 자가면역 반응도 억제할 수 있을 것이다. 이런 이유로 그동안 MHC 단백질을 약물 표적으로 삼는 연구들이 이어져왔다.

MHC를 약물 표적으로 삼은 대표적인 연구로는 하버드 의대의 스티븐 드 월Stephen de Wall과 브라이언 디데커Brian Dedecker의 연구가 있다.[6] 기본 개념은 간단하다. 항원제시세포의 표면에 제시되는 펩타이드 MHC II 결합물이 자가반응적인 T세포의 항원 수용체와 결합하여 면역 반응을 일으키기 이전에 그 펩타이드를 MHC II에서 제거해 자가면역 반응이 시작되지 않도록 하는 것이다. 드 월과 디데커 연구팀이 2006년 〈네이처 화학생물학Natrue Chemical Biology〉에 발표한 논문에 따르면, 이들은 류머티스 관절염과 같은 자가면역질환에서 면역의 시작을 억제할 수 있는 약물로 금 화합물을 발견했다.

흥미롭게도, 금 화합물은 관절염 치료를 위해 오래전부터 사용된 물질이다. 또한 한방에서도 관절염 치료 방법 중 하나로 금으로 만든 얇은 침을 관절에 넣는 금침술을 사용해왔다.[7] 물론 현대 의학의 관점에서 보면 그 효과가 증명될 수 있는 것인지에 대해서 의구심이 있으며, 때로는 과도한 금침술이 더 심한 면역 반응 또는 조직의 괴사를 유발하는 것도 사실이다. 그럼에도 2006년의 이 연구는 어쩌면 오랫동안 항면역 반응의 치료나 시술에 금 화합물이 이용되어 온 관습의 과학적 근거가 될 만한 결과라고 생각해볼 수 있다.

신약 연구에 조금 더 근접한 다른 연구 결과는 없을까? 콜로라도 의대의 애런 마이클스Aaron Michels 연구팀은 2018년 5월 〈임상연구 저널Journal of Clinical Investigation〉에 흥미로운 논문을 발표했다.[8] 연구의 기본적인 접근법은 앞에서 얘기한 2006년 논문과 거의 동일하다. 단, 여기서는 제1형 당뇨병에 주안점을 두고 있다. 제1형 당뇨병 또는 인슐린 의존형 당뇨병은 자가면역 반응에 의해 췌장에서 인슐린을 생산하는 세포가 파괴되어 인슐린이 분비되지 않아 정상적인 포도당 저장이 불가능한 질병이다. 주로 소아에게 발병하며, 평생 동안 인슐린 주사를 맞아야 하는 유전질환이다. 연구자들은 제1형 당뇨병 환자의 60퍼센트 이상이 'HLA-DQ8'이라는 MHC II 단백질을 가지고 있는 점에 주목했다. 이 단백질에 특정 펩타이드들이 결합해 항원으로서 제시되면

T세포들이 면역 반응을 일으키므로 결과적으로 자가면역 반응이 일어나는데, 이런 자가면역 반응을 막는 약물을 찾아낸 것이다.

마이클스 연구팀은 어떻게 이 약물을 찾아낼 수 있었을까? 그 답은 의외로 간단했다. 가능한 한 모든 약물과 HLA-DQ8의 결합력을 시험해본 것이다. 연구자들은 슈퍼컴퓨터를 이용해 현재 FDA에 승인되어 있는 수많은 화합물과 HLA-DQ8 간의 결합력을 시뮬레이션 해보았고, 그 결과 고혈압을 조절하는 데 흔히 사용되는 약물인 '메틸도파Methyldopa'가 다른 세포들의 면역 기능에는 해를 끼치지 않으면서 HLA-DQ8과 질병 유발 펩타이드(항원)의 결합을 막아낸다는 것을 확인했다. 이들은 미국 콜로라도 대학 소아당뇨병센터에서 제1형 당뇨병 환자 20명을 대상으로 임상시험을 진행함으로써 실제로 그 효능을 확인했으며, 추후 미국 국립보건원NIH: National Institutes of Health이 후원하는 대규모 임상시험도 진행할 계획이라고 전했다.

이 약물의 장점 중 하나는 약물이 하루에 세 번씩 경구 복용하는 형태의 '알약'이라는 점이다. 제1형 당뇨병 환자들이 현재는 매일 인슐린 주사를 맞아야 한다는 것을 고려하면 매우 큰 장점이다. 이처럼 약물을 통해 제1형 당뇨병을 제어할 수 있는 가능성이 커짐에 따라, 면역의 시작인 MHC를 약물 표적으로 삼는 연구가 적어도 자가면역질환에서는 타당성을 얻고 있다. 같은 전략의 연구가 류머티스 관절염이나 다발성 경화증, 전신성 홍반성 루프스 등의 자가면역질환의 예방에도 적용될 수 있을 것으로 보인다.

## MHC를 약물 표적으로 하는 항암백신

우리는 2-1장에서 암 치료를 위해 면역계를 이용하려는 연구들에 대해서 간단히 살펴보았다. 그때는 면역 반응을 회피할 수 있는 암세포에 대해 면역계가 다시 이 암세포를 공격할 수 있도록 하는 약물에 대해 논의했다. 항암에 면역계를 이용하려는 시도는 이런 방법 외에도 무수히 많다. 여기서는 면역의 시작을 통제함으로써 암을 치료하는 연구를 살펴보고자 한다. 물론 이 경우는 자가면역질환에서 (잘못 시작된) 과도한 면역 반응을 억제하는 방법과는 조금 다른 방식을 취한다.

누구나 한 번쯤 백신 주사를 접종 받은 적이 있을 것이다. 1-3장에서도 설명했듯이, 백신은 특정 항원에 대한 면역력을 확보하기 위해서 항원에 해당하는 물질(병원성을 제거하거나 약화시킨 물질 또는 그 물질의 특정 서열에 해당하는 펩타이드)을 주사하고, 시간이 지남에 따라서 우리의 면역계가 그 항원에 대한 면역 반응을 기억하도록 만드는 것이다. 보통 백신 주사는 바이러스나 세균과 같은 항원을 표적 물질로 하는데, 그렇다면 암세포를 표적 물질로 하는 백신을 개발할 수는 없을까? 이런 개념에서 시작된 것이 항암 백신이다.

항암 백신에는 여러 가지 접근법이 있다. 대부분이 위에서 설명한 MHC와 직간접으로 관계되는 것으로, 없던 면역 반응을 인위적으로 시작하게 만드는 것이다. 그중 주요한 접근법을 대략적으로 정리해보면 다음과 같다.

1) 특정한 단백질 조각이나 펩타이드를 주사하는 방법으로 면역을 자극한다.

2) 자신 또는 타인의 암세포(활성을 제거한 세포)를 직접 주사함으로써 암 특이적인 항원들이 환자의 항원제시세포에 제시되도록 하고, 이를 통해서 면역을 자극한다.

3) 환자로부터 항원제시세포의 하나인 수지상세포를 채취하여 환자의 암 특이적인 항원에 반응시킨 다음, 자극된 수지상세포를 환자에 다시 주입하는 방법으로 면역을 자극한다.

4) 암 특이적인 항원을 발현할 수 있는 DNA를 바이러스 벡터를 통해서 주입하여 이들이 발현하는 암 특이적인 항원에 면역이 노출되도록 한다.

이론적으로는 다양한 방법들이 존재하지만 면역을 작동하게 만드는 가장 손쉬운 방법은 항원의 작은 조각이나 펩타이드를 이용하는 방법이라고 할 수 있다. 암 특이적인(또는 암에서 특이적으로 과발현되는) 단백질의 특정 펩타이드들을 이용해 주사한 후, 이 펩타이드들이 MHC와 결합하여 면역 반응이 시작되도록 하는 것이다. 물론 이 방법은 다른 방법들에 비해서 면역의 활성화 정도가 낮기 때문에 일반적으로 면역 반응을 높이기 위한 보조제adjuvant를 함께 사용한다. 암 특이적인 펩타이드를 이용하여 환자 면역을 자극 또는 향상시킴으로써 암을 치료하고자 하는 방법(대표적으로 신생항원neoantigen 항암백신연구)들은 항암 치료 개발의 한 부분으로 현재 활발한 연구가 진행되고 있다. 뿐만 아니라 각종 감염병 치료를 위한 백신 개발에서도 면역의 시작을 이용한 치료제 개발이 이루어지고 있다.

# 자가면역질환(2): 지나친 면역 반응 억제하기

앞 장에서는 면역 반응이 어떻게 '촉발'되는지, 즉 '면역의 시작'을 다루었다. 몸 안에 들어온 외부 물질을 제거하기 위해 몸은 다양한 면역 과정을 활성화하는데, 이런 면역 반응이 '시작'되고 난 후 적절한 때가 되면 활성화한 면역을 끝내는 과정도 일어나야 한다. 그런데 이때 면역 활성을 억제하는 시스템이 적절한 순간에 작동하지 않으면 과도한 그리고 지속적인 면역 반응(염증 반응)이 일어날 수 있고, 이에 따라 자기 세포와 조직이 손상되는 자가면역질환으로 이어질 수 있다. 면역 반응의 엄격한 조절은 단지 자가면역질환의 예방뿐 아니라 감염 질환에도 중요한데, 과민한 면역 반응은 감염 중 병원균 자체보다 자신의 세포들에 더 해로울 수 있기 때문이다. 이번 장에서는 먼저 그러한 면역 활성화 억제가 어떻게 일어나는지 알아보고, 이와 관련해 어떤 연구들이 진행되고 있는지 살펴보고자 한다.

## 면역의 마무리: 조절 T세포의 작동 원리

활성화된 면역계가 활성화 이전 상태로 돌아가는 과정에는 '조절 T세포Treg: regulatory T cells'라는 면역세포가 중요한 역할을 한다. 조절 T세포는 병원균을 공격하는 것으로 알려진 '작동 T세포effector T cells' 등의 다른 면역세포들과는 달리, 면역세포지만 오히려 면역을 억제시키는 역할을 한다. 즉, 다른 면역세포들의 기능과 활성화를 억제함으로써 면역세포들을 활성화 이전의 면역 상황으로 돌아가게 만든다. 이로써 우리 몸의 면역계는 면역 반응이 일어나기 이전의 상태를 유지하게 된다. 그렇다면 조절 T세포가 활성화된 면역을 억제하는 방법에는 어떤 것들이 있을까? 조절 T세포의 작용 방식은 크게 4가지로 구분된다.

① **면역억제 사이토카인cytokine을 이용하는 방법:** 면역세포들은 그 필요와 역할에 따라서 작은 단백질들을 분비하는데 이러한 단백질 조각 중 하나가 사이토카인이다. 사이토카인은 면역세포들이 그 기능을 수행하도록 만드는 물질로서, 면역계에서 일종의 신호 전달 역할을 한다. 사이토카인 중에서도 면역을 억제하는 기전에 관여하는 작은 단백질들을 '면역억제 사이토카인(예를 들어 IL-10)'이라 부르는데, 조절 T세포들은 이 물질들을 분비하는 방식으로 면역 활성을 억제한다.

② **세포용해cytolysis를 통한 방법:** 조절 T세포는 다른 면역세포의 표

면에 접촉해 세포막에 구멍을 내고 그 속으로 단백질 분해 효소(그랜자임)들을 침투시켜 면역세포를 사멸시킬 수 있다. 이런 방식으로 다른 면역세포인 작동 T세포들을 사멸시킴으로써 면역을 억제하는 것이다.

③ 대사장애metabolic disruption를 유도하는 방법: 작동 T세포들의 기능을 억제하고 사멸하도록 유도할 수 있는 주변 환경을 만들어(아데노신의 생성) 작동 T세포들의 기능을 억제하고 조절 T세포의 생산(IL-2 흡수를 통해서)을 증가시킬 수 있다.

④ 수지상세포의 기능과 성숙을 억제하는 방법: 항원제시세포인 수지상세포에 (CTLA-4, LAG-3등을 이용하여) 직접 결합하여 수지상세포의 성숙과 면역 자극을 억제한다. 이 과정에서 수지상세포는 특정 화합물IDO: Indoleamine 2, 3-dioxygenase을 생성해 세포 밖으로 분비하는데, 이 화합물 또한 면역억제 분자로 작용해 작동 T세포를 억제할 수 있다.


## 영양분 흡수에도 조절 T세포가 필요하다


면역 반응이라고 하면 보통 우리 몸에 해로운 병원체에 대한 공격을 떠올리기 쉬운데, 앞서 셀리악병에 대해 이야기할 때도 살펴봤듯이, 사실 식품을 섭취하는 과정에서도 면역 반응이 일어난다. 엄밀하게 말하면 음식도 '외부 물질'이기 때문이다. 따라서 신체가 음식물의 영양분을 흡수하기 위해서는 어떤 방식으로든 면역 반응을 막아주는 작동(면역 내성)이 필요하다. 만약 이러한 작동이 일어나지 않거나 충분하지 못하다면 알레르기 반응과 같은 고통스러운 면역 반응이 일어나게 된다. 이러한 면역 반응을 억제할 때도 조절 T세포가 작용한다. 조절 T세포의 하위집단으로 분류되는 세포들은 음식물의 흡수에 관여하는 장기인 소장과 대장 모두에 존재한다. 이들 세포는 일반적인 면역세포들처럼 림프절에서 생성되어 혈액을 타고 돌아다니다가 다시 림프절로 돌아오는 대신 장기와 조직에 상주한다.

다들 아는 바와 같이 음식물 영양소의 대부분은 소장에서 흡수되며, 대장에서는 나머지 영양소와 수분이 흡수된다. 그런데 사실상 소장에서 음식물의 대부분이 흡수된다면 왜 대장에도 조절 T세포가 상주하는 것일까? 그 이유는 대장에 우리의 건강 유지에 중요한 역할을 하는 것으로 알려진 장내 미생물들이 다량으로 존재하기 때문인 것으로 생각된다. 즉, 대장에 상주하는 조절 T세포의 역할은 음식물에 대한 면역 반응을 제어하는 것과 동시에, 외부 물질인 장내 미생물이 우리 신체와 잘 공생하도록 만들기 위한 것으로 볼 수 있다. 장내 미생물은 비록 외부 물질이지만 우리 몸의 건강을 위해서 중요한 작용을 하므로, 장내 미생물에 대한 면역 반응이 쉽게 일어나지 않도록 조절 T세포를 통해 어느 정도 수준의 면역 억제를 항시 유지하는(즉, 면역 반응이 일어나야 하는 기준을 높게 설정하는) 것이다.

물론 소장에도 조절 T세포가 존재하는 것이 확인되었다. 소장에 존재하는 조절 T세포들은 음식물에서 나온 항원이 우리 몸으로 (면역 반응 없이) 흡수될 수 있도록 하는 것으로 추정된다.[9] 소장에 상주하는 조절 T세포가 면역이 일어나는 기준을 높이지 않는다면 수많은 음식물들에 대해 면역 반응이 일어날 것이며 이로 인해 영양소 섭취 과정에서 염증이 유발될 수 있다.

이처럼 외부 물질이라 해도 우리 몸에 유익하거나 혹은 필수적인 성분이라 이를 받아들여야 하는 경우, 면역 반응 조절 T세포의 발현 및 상주를 통하여 우리 신체는 과도한 면역 염증 반응을 통제할 수 있다.


**조절 T세포로 분화시키고 강하게 작동시키는 방법은?**


사실 최근까지 조절 T세포는 자가면역질환의 치료에 큰 역할을 하지 않는 것으로 여겨졌다. 하지만 근래 이루어진 일련의 연구들에 따라 조절 T세포의 활성 제어가 면역 억제에 효과를 가지는 것으로 밝혀짐에 따라, 자가면역질환의 치료에서도 새로운 접근법으로 떠오르고 있다.

일본 오사카 대학의 시몬 사카구치坂口 志文 연구팀이 2017년 〈네이처 면역학*Nature Immunology*〉에 발표한 논문[10]에 따르면, 조절 T세포는 '슈퍼 증폭자super enhancer'라는 단백질의 작동에 의해 활성화된다. 이 특정 단백질 Satb1은 전사 과정(DNA에서 이와 상보적인 RNA를 만들어내는 과정)의 조절을 위하여 염색체의 특수한 영역에 결합한다. 그러면 조절 T세포의 활성화에 필요한 유전자들이 후성적인 변화를 통해 발현되고, 비활성화 상태에 있는 T세포가 활성화된다. 만약 이 과정에서 '슈퍼 증폭자'에 문제가 생긴다면 '활성화된 조절 T세포'를 만들 수 없고 면역이 과도하게 활성화됨에 따라 결국 면역질환과 알레르기가 나타난다.

조절 T세포가 어떻게 활성화되는지 알게 된 후, 과학자들은 어떤 생각을 했을까? 마치 스위치를 켜듯, 우리가 원하는 순간에 조절 T세포들을 활성화시켜 면역을 감소시킬 수 있는 방법은 없을지 고민하지 않았을까? 예컨대, 장기이식 과정에 나타날 수 있는 이식 거부 반응을 생각해보면 인위적인 면역의 조절은 사람의 생명을 구하는 데 유용하게 사용될 수 있을 것이다. 장기이식 과정에서 공여자와 수여자의 적합도를 면밀하게 분석해 이식을 한다고 해도 100퍼센트 자신의 것이 아닌 이상 면역 반응은 일어날 수 있고, 따라서 현재는 이식 전후로 면역억제제를 사용해 면역 반응을 완화하려 한다. 설령 이식 후 극심한 면역 반응이 없었다 하더라도 이식된 장기가 수여자의 면역에 노출되어 조금씩 파괴되다가 결국 사용을 못하게 되는 경우도 다반사다. 바로 이런 문제들을 극복하는 데 조절 T세포를 사용할 수 없을까?

2019년 하버드 의대의 데이비드 브리스코David Briscoe 연구팀이 발표한 쥐 실험 결과에 따르면,[11] 연구진은 '뎁토르DEPTOR:

domain-containing mTOR-interacting protein'라고 불리는 조절 단백질의 활성을 증가시킴으로써 심장 이식 후 면역에 의한 장기이식 거부 반응을 억제하고 이식 받은 장기를 비교적 오래 유지할 수 있음을 관찰했다. 면역 억제를 유도하는 신약 개발을 위한 유용한 메커니즘을 확인한 것이다. 이 연구를 자세히 살펴보면 심장을 이식 받은 생쥐는 이후 면역억제제 없이는 평균 7일밖에 생존하지 못했지만, 위에서 설명한 뎁토르라는 조절 단백질의 활성이 증가된 경우에는 평균 35일간 생존했다. 이런 결과는 면역억제제를 투여했을 때와 비슷한 결과이다. 더욱 흥미로운 것은 뎁토르의 활성을 증가시키고 면역억제 약물도 투여했을 경우인데, 이 경우 생쥐는 거의 무기한(100일 이상) 생존하는 것으로 확인되었다.

그런데 뎁토르의 경우에는 면역을 억제하는 과정에서 조절 T세포에 특이적으로 작용한다. 즉, 뎁토르의 활성화에 의한 면역억제는 작동 T세포들의 염증 반응을 억제하는 방식이 아니라, 조절 T세포의 활성을 증가시키는 방식으로 장기이식 거부반응을 억제한다는 것이다. 일반적인 장기이식의 경우 수여자의 면역계는 이식된 장기를 확인한 후 이를 외부 물질로 인식해 작동 T세포들을 크게 활성화시키는데, 이때의 작동 T세포의 거부 반응이 너무 거세면 그 기세에 조절 T세포마저 압도당해 염증 반응을 제어할 수 없을 지경이 되며, 심지어 그 과정에서 조절 T세포의 성격이 바뀌어 작동 T세포가 될 수도 있다. 여기서 뎁토르는 조절 T세포들의 활성화를 유도해 작동 T세포들의 염증 반응을 강력히 억제할 수 있게 되는 것이다.

이 연구 결과들은 잠재적으로는 자가면역질환 치료에 활용될 수 있고, 특히 장기이식 거부 반응의 치료에 조절 T세포의 활성화가 응용될 수 있음을 시사한다. 뎁토르의 활성화를 통해 조절 T세포가 강하게 작동하도록 통제할 수 있다면, 이는 곧 자가면역질환(그리고 장기이식 거부 반응)에서 나타나는 과도한 염증 반응들을 원하는 쪽으로 통제할 수 있음을 의미하기 때문이다.


## 원형 탈모에서 조절 T세포의 새로운 역할

자가면역질환 중 많은 사람에게 조금 더 친숙하게 느껴질 질환에 대해 알아보자. 바로 탈모다. 탈모는 많은 사람들의 걱정거리이지만, 사실 그 근본 원인은 아직 정확히 밝혀지지 않았다. 여러 가지 유형의 탈모 중에서 특히 원형탈모는 자가면역질환으로 알려져 있다. 자가면역질환이라는 단어가 의미하듯이, 무엇인가 비정상적이고 과도한 면역 염증 반응이 탈모를 유발하는 것이라면, 이 경우 면역억제자인 조절 T세포의 역할이 위축되어 있을 것으로 추정할 수 있다. 과연 탈모는 일반적인 조절 T세포가 그 역할을 충분히 하지 못할 때 발생하는 것일까? 조절 T세포에게 또 다른 역할이 있는 것은 아닐까? 이에 대한 연구 결과를 확인해보자.

일반적으로 모낭에서는 모발이 빠지면 모발 전체가 모낭에서 다시 자라나는 과정들이 끊임없이 반복된다. 그리고 그 과정은 줄기세포에 의존적인 것으로 간주되었다. 그러나 캘리포니아 샌프란시스코 대학의 마이클 로젠블룸Michael D.Rosenblum 연구팀에 따르면,[12] 모발이 끊임없이 자라나는 이 과정에서 조절 T세포의 역할이 필수적이라는 것이 밝혀졌다. 연구진은 실험을 통해 조절 T세포가 없는 상황에서는 머리카락이 자라지 않는다는 것을 확인했다. 이는 조절 T세포의 결함이 자가면역질환인 원형탈모증의 원인이 될 수 있으며, 다른 형태의 탈모 증상에도 잠재적인 역할을 할 수 있음을 의미한다.

일반적인 면역세포와 마찬가지로 대부분의 조절 T세포들은 림프절에 거주하지만, 일부는 조직 안에 영구적으로 존재하면서 대사 기능을 돕고 항염증 역할을 한다. 앞서 살펴본 대장과 소장에 상주하는 조절 T세포와 같은 예인 것이다. 마찬가지로 피부에 상주하는 조절 T세포들은 피부 미생물의 면역 내성을 확립하는 것을 돕는 역할과 함께, 상처 치유를 돕는 물질을 분비하는 것으로 알려져 왔다.

그렇다면 조절 T세포의 이런 일반적인 능력인 염증 약화 능력과 머리카락이 자라도록 하는 능력 사이에는 어떤 관련이 있는 것일까? 결론부터 이야기하면, 조절 T세포는 기존의 고유한 역할과 상관없이 줄기세포와의 세포 간의 커뮤니케이션 시스템을 이용해 직접적으로 피부 줄기세포들의 활성화를 유발시킨다. **그림**

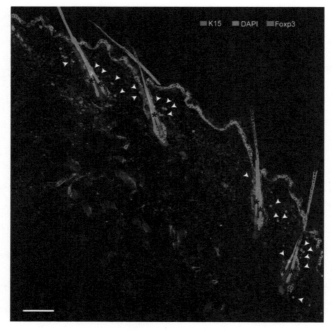

**그림1**  쥐 피부의 확대면. 조절 T세포들(빨간색)이 모낭과 머리카락(녹색) 주위로 모여 보인다. 출처: Ali et al. 2017[12]

1을 보면 모낭 부근에 조절 T세포들이 있는 것을 확인할 수 있다. 이들 조절 T세포들은 모낭 줄기세포들을 직접 자극하여 활성화하는 방식으로 모발 성장에 영향을 준다. 즉, 이 결과는 조절 T세포들을 활성화하는 방법으로 기존에는 없었던 새로운 방식으로 탈모를 치료할 수 있음을 보여준다고 하겠다.

## 면역항암 치료와 조절 T세포

조절 T세포는 면역항암치료에서도 고려해야 할 중요한 요인이다. 앞에서 설명한 것처럼, 면역항암치료는 약화된 면역 반응을 강화시킴으로써 우리의 면역계가 직접 암세포를 공격하도록 하는 방법이다. 그런데, 이렇게 강화된 면역력을 조절 T세포가 약화시킬 수 있다. 강화된 면역 반응을 필요에 따라서 약화시키는 것이 바로 조절 T세포의 역할이기 때문이다. 특히 암 부위를 살펴보면 다량의 조절 T세포가 분포하고 있는데, 이들이 면역항암 효과를 감소시키는 주된 이유 중 하나임에 틀림이 없다.

항암 치료의 과정에서 조절 T세포만을 (선택적으로) 세포 사멸에 이르도록 유도하면 조절 T세포에 의해 면역이 억제되는 것을 막을 수도 있지 않을까? 간단히 생각해보면 면역을 억제시키는 주된 요인인 조절 T세포가 없다면 면역항암치료의 효과를 높일 수 있을 것으로 보인다.

하지만 미시건 의대의 웨이핑 조우Weiping Zou 연구팀이 2017년 〈네이처 면역학〉에 발표한 논문을 살펴보면 예상과 다른 결과를 확인할 수 있다.[13] (어떤 세포든지) 세포가 사멸할 때면 세포 안에 있던 과량의 아데노신 삼인산ATP: Adenosine triphosphate이 세포 밖으로 배출된다. ATP는 일반적으로 세포에 에너지를 공급하는 역할을 하는 물질인데, 세포 사멸이 진행 중인 조절 T세포들은 세포 표면에 존재하는 효소들을 이용해 ATP를 아데노신adenosine

으로 바뀌게 된다. 그런데 앞에서 살펴본 조절 T세포의 작동 원리에서 보듯이, 아데노신은 미세종양 환경에서 면역에 의한 항암 작용을 억제하는 시그널들을 만들어낸다. 항암 작용을 하는 면역 세포들을 약화시키고, 면역을 회피할 수 있는 세포들을 강화시키는 등의 신호를 생성하는 것이다. 다시 말해 조절 T세포는 아이러니하게도 사멸되는 경우에 더욱더 강하게 면역항암 효과를 억제하게 되는 것이다.

그렇다면 조절 T세포를 사멸시키지 않고 면역 억제 기능만 약하게 만드는 방법은 어떨까? 2017년 6월 〈셀〉에 발표된 논문[14]에 따르면 피츠버그 대학의 다리오 비날리Dario A. Vignali 연구팀은 단백질 수용체인 'Nrp1Neuropilin-1'이 종양 환경에서 조절 T세포의 안정성과 기능을 유지하는 데 중요한 역할을 한다는 점을 발견했다. 또한 그들은 Nrp1을 제거하면 조절 T세포의 기능이 약화되어 암세포의 성장이 둔화된다는 사실을 관찰했다. Nrp1 수용체가 제거된 조절 T세포는 종양 안에서 '인터페론감마'라는 면역물질을 생성하는데, 인터페론감마는 Nrp1 수용체가 제거되지 않은 조절 T세포에게도 기능 약화를 유도하므로 항암면역의 효과는 더욱 강화되어 종양 제거가 용이해진다. 한편 연구진은 조절 T세포의 기능 약화 유도가 FDA의 허가를 받은 항암치료법 중에 하나인 항체 치료법, 항PD-1(앞에서 언급한 면역항암 치료법이다)에도 필요하다는 점을 확인했다. 이러한 연구 결과는 우리도 예상할 수 있듯이 조절 T세포의 기능을 약화하는 방법이 항암 치료에 효과적일 수 있음을 의미한다.


## 면역을 억제하는 다른 면역세포들

면역학에 대한 지식이 있다면 'CD8+ 세포독성 T림프구CTLs: Cytotoxic T Lymphocytes'에 대해 들어봤을 것이다. 이 세포들은 면역세포로 면역신호를 통해 인지한 특정 세포들을 공격하는 역할을 한다. 그런데 라호야 면역학 연구소La Jolla Institute for Allergy and Immunology의 마티아스 폰헤라스Matthias G. von Herrath 연구팀이 발표한 연구 결과에 따르면,[15] 이 면역세포들은 면역을 억제하는 역할도 할 수 있다고 한다. 이것은 꼭 조절 T세포만이 염증 억제 역할을 하는 것이 아님을 보여준다. 그렇다면, 철저히 공격형 세포로만 인식되었던 CTLs가 어떤 방법으로 수비형 세포인 조절 T세포의 역할을 대체할 수 있을까?

이야기는 앞에서도 간단히 언급한 자가면역질환인 제1형 당뇨병과 관련된 연구에서 시작된다. 제1형 당뇨병은 잘못된 면역체계로 인하여 발병하는 질환으로 공격형 면역세포인 CTLs가 인슐린을 생성하는 췌장 섬 세포의 특정 단백질 조각을 공격대상으로 인식하여 그 세포들을 죽이기 때문에 발생하는 것이다. 그 결과로 제1형 당뇨병 환자는 인슐린을 생성하지 못하고 평생 인슐린 주사를 사용해야 한다.

CTLs가 췌장 섬 세포를 공격하는 방식을 자세히 살펴보자. 먼저 림프구들의 공격이 시작되면 뒤이어 염증 반응이 일어나고, 동시에 각종 면역세포들이 더 많은 면역세포를 끌어들이도록 만드는 유인 물질들(염증성 사이토카인과 염증성 케모카인chemokine)을 분비하게 된다. 이 유인 물질에 따라 다른 곳에 있었던 면역세포들이 이동해오면서 염증 부위에는 더 많은 면역세포가 존재하게 된다. 이렇게 몰려온 면역세포들 중에는 췌장 섬 세포의 특정 단백질을 인식하고 공격하는 CTLs도 있지만, 이 단백질을 공격 대상으로 인식하지 못하는 CTLs도 존재한다. 이전에는 기존 연구들을 근거로 췌장을 인식하건 못하건 상관없이 이 세포들은 모두 공격형 T세포이기 때문에 췌장의 염증을 심화시킬 것으로 생각했다. 하지만 연구진은 논문에서 췌장 섬 세포를 공격 대상으로 인식하지 못하는 CTLs의 경우에는 오히려 염증을 억제한다는 사실을 새롭게 확인했다.

연구 초기에는 이 세포들이 어떤 역할을 하는지 몰라서 그저 '방관자bystander 세포'라고 불렀다. 연구진은 쥐에게 췌장 섬 세포에 특이적인 CTLs와 이에 비해서 상대적으로 적은 수의 방관자 세포(즉, 췌장에 비특이적인 CTLs)를 주입하는 실험을 진행했는데, 그 결과 쥐에게서 베타세포의 파괴와 당뇨병 증상을 확인할 수 있었다. 하지만 동등한 양의 방관자 세포들이 주입된 경우 쥐의 베타세포들의 사멸은 거의 없었으며, 췌장에 모여 있는 췌장 특이적인 독성세포들 또한 이전에 비해서 독성이 줄어든 것으로 확인되었다.

이 방관자 세포들이 어째서 면역 억제 효과를 가지는지 그 정확한 이유는 아직 확실하지 않지만, 아마도 다음의 두 가지 이유 때문이 아닐까 추측하고 있다. 첫 번째로, 방관자 세포는 췌장에 유입된 췌장 특이적 세포독성 T세포들의 베타세포 접근을 효과적으로 차단 및 제한할 수 있다. 쉽게 말해 많은 양의 방관자 세포가 문제가 일어나고 있는 사건 현장 주변을 둘러싸고 있다면 특이적 세포독성 T세포의 추가 개입을 효과적으로 막을 수 있는 것이다. 두 번째로, 다른 세포들로부터 췌장 특이적 세포독성 T세포들로 전달되는 각종 염증 촉진 신호들을 방해한다.

자가면역질환에 대한 기존의 접근법은 과도한 염증 반응을 억제하기 위한 전략으로 흔히 조절 T세포를 증식하는 방법을 생각하지만, 이 전문적인 수비형 면역세포를 증식시키는 방법이 실험실에서 그런 것처럼 임상시험에서도 성공적인 결과를 보인 예는 아직 없다. 그런 관점에서 보면, 방관자 세포들을 이용한 연구는 자가면역질환에서 나타나는 과도한 염증을 억제할 수 있는 좋은 방법이 될 수 있으며, 더 나아가 효과적인 자가면역질환 치료의 새로운 방향을 제시하는 연구라고 할 수 있다.

지금까지 활성화된 면역을 억제함으로써 자가면역질환과 같은 질병을 치료하는 방법에 대해 알아보았다. 이 과정에서 핵심적인 역할을 수행하는 면역세포인 조절 T세포의 작동 메커니즘이 속속들이 밝혀짐에 따라 앞으로 자가면역질환의 치료는 물론 장기이식 거부 반응 완화와 면역항암치료에 중대한 전환점을 가져올 것으로 예상되고 있다. 비록 임상시험까지 성공한 연구는 없지만, 면역 억제 세포에 대한 연구는 이제 막 시작되었을 뿐이다. 아직 조절 T세포에 대해 (그리고 다른 면역세포에 대해서도) 알려지지 않은 부분이 많은 만큼, 이 분야에 대한 활발한 연구는 면역 관련 질환의 치료에 놀라운 변화를 가져올 것으로 전망된다.

3 장

노화, 마지막 과제

T. S. 엘리엇T. S. Eliot의 시 〈황무지The Waste Land〉는 쿠마에 무녀의 이야기로 시작한다. 지혜가 뛰어났던 쿠마에 무녀는 아폴론의 총애를 얻게 되고, 아폴론은 그녀에게 한 가지 소원을 들어주겠다고 한다. 그러자 무녀는 한줌의 모래를 들고 와서는 이 모래의 숫자만큼 살게 해달라는 소원을 빈다. 그러나 이때 그녀는 영원한 생명만을 요구했지 젊음을 요구하지 않았다. 결국 그녀는 신의 축복을 얻어 영생을 누릴 수 있었으나 세월이 흐를수록 그녀의 육체는 쪼그라들어, 마침내는 광주리에 담긴 채 "죽고 싶어"라고 울부짖는 목소리만 남는다.

오비디우스의 변신 이야기에서 유래한 이 무녀 이야기의 교훈은 명백하다. 설령 우리가 모든 질병을 정복해 영원한 생명을 얻게 되더라도 젊고 건강한 육체를 유지하지 못한다면 영원의 축복은 저주가 될 수밖에 없다. 그 누구라도 거동도 하지 못한 채 침대에 누워 죽기만을 기다리는 삶을 바라지는 않을 것이다. 최근 100년간 의학계는 엄청난 발전을 이루어냈다. 그 결과 수많은 질병의 치료법이 발견되고 인류의 평균 수명이 증가했다. 하지만 이에 따라 일반인들 또한 노화에 대한 관심도 높아졌다. 생애 중 노령 인구로 지내야 하는 기간이 늘었기 때문이다. 20~30대 때의 신체 상태를 가능한 한 오랫동안 유지하고 노인성 질환을 예방하는 것은 지금 사람들이 가장 관심을 가지는 주제 중 하나일 것이다.

전통적으로 노화는 자연적인 현상으로 간주되었을 뿐, 그 누구도 질병이라고 생각하지 않았다.[1] 시간이 흐르면 육체는 늙고 노쇠해지는 것이 당연하다고 생각했던 것이다. 하지만 최근 들어 노화를 질병으로 인식해야 할 필요성이 있다고 주장하는 목소리가 나오고 있다.[2] 병으로 인식해야만 그 치료법도 개발될 수 있다는 말이다. 예컨대 노인성 치매라는 현상은 오래전부터 존재했지만 그것을 질병으로 인식해 예방법과 치료법을 마련하게 된 것은 얼마 되지 않았다. 치매를 질병으로 인식하면서 그에 대한 치료법이 개발될 수 있었다는 점에서 보면, 노화 현상을 자연 현상이 아니라 (어느 정도) 질병으로 인식할 때 얻게 되는 장점이 있음을 생각해볼 수 있다. 노화 현상을 질병으로 인식해야 한다고 말하는 사람들 중 일부는 노화를 내인성 노화 과정(1차 노화)과 노년 질병(2차 노화)으로 구분하기도 한다.[3]

하지만 일반인의 눈에는 노화가 질병으로 인식되든 아니든 사실 중요한 문제가 아닐 수 있다. 우리에게 더 중요한 관심사는 노화가 왜 일어나는지, 어떻게 예방(또는 치료)할 수 있는지 일 것이다. 하지만 노화는 다양한 현상이 종합된 최종 결과로서 일어나는 현상이므로 이에 대해 간단한 해답을 마련하긴 어렵다. DNA 수준에서 나타나는 요인부터 세포 단위와 개체 단위에 이르기까지 여러 요인이 관여한다. 특히 인간을 대상으로 한 연구는 더더욱 어렵고도 복잡하므로, 노화의 현상과 그 원인을 일목요연하게 설명하긴 어렵다.

그렇다고 과학자들이 지금까지 아무것도 찾아내지 못한 것은 아니다. 오랜 연구의 결과로 과학자들은 DNA 수준, 세포 수준, 그리고 개체 수준에서의 노화의 원인을 아홉 가지로 정리할 수 있었다. 그 원인들을 살펴보면, 먼저 DNA 수준에서 일어나는 (1) 유전체(게놈)의 불안정성, (2) 텔로미어의 감소, (3) 후성유전학적 변형, (4) 단백질 균형의 상실, 그리고 세포 수준에서 일어나는 (5) 영양소 감수성 감소, (6) 미토콘드리아 기능 장애, (7) 세포 노화, 마지막으로 개체 수준에서 일어나는 (8) 줄기세포 고갈, (9) 세포 간의 소통 변화가 있다.[4]

앞으로도 보겠지만 노화는 복잡한 현상으로, 그 양상을 칼로무 자르듯이 정확히 구분하기는 어렵다. 하지만 여기서 말하는 아홉 가지 특징을 종합해서 살펴보면 노화의 양상과 원인, 그 치료법을 이해함에 있어서 어느 한 부분도 놓치지 않는 '종합적인 판단MECE: mutually exclusive and collectively exhaustive'이 가능해질 것이다.

다음 장에서 이런 아홉 가지의 노화의 특징에 대해 조금 더 구체적으로 이야기하겠다.

**노화는 DNA에서부터 시작된다**

간단히 말해, 노화는 시간이 흐르면서 신체 기관의 기능이 저하되는 것을 의미한다. 시간의 흐름에 따라 기능이 떨어지는 것은 너무 당연한 얘기로 들리지만, 정말로 왜 그럴까? 왜 우리의 신체 기관은 시간이 흘러도 그 기능을 유지하도록 진화하지 않은걸까? 과학자들은 신체 기관을 이루는 가장 근본적인 구성요소인 세포가 조금씩 망가지고 그러한 손상이 시간에 걸쳐 계속 축적됨에 따라 신체 기능도 저하되는 것이라고 말한다. 즉 세포 수준에서 노화를 살펴보면, 노화는 세포의 손상에 따라 비정상적으로 발달한 세포들이 쉽게 제거되지 못한 채 비정상적인 활동을 계속함에 따라 나타나는 현상이다. 이 때문에 노화의 일반적인 원인은 '시간에 따른 세포 손상의 축적'으로 간주된다.

　그런데 세포의 손상은 때때로 암을 생성할 수 있는 특정 세포에게 비정상적으로 좋은 환경을 조성해주기도 한다. 따라서 암과 노화는 '세포 손상의 축적'이라는 동일한 기본 과정의 두 가지 다른 징후로 간주될 수 있다. 단순하게 보면 암과 노화는 정반대 현상이라고 생각할 수도 있다. 암은 '세포의 건강함'이 과도하게 나타나는 현상(사멸되지 않고 계속 증식함)인 반면, 노화는 건강함의 상실로 여겨지기 때문이다. 그러나 암과 노화는 시간에 따른 '세포 손상의 축적'이라는 원인을 공유하므로 그 연구 내용이 중첩되는 경우가 많다. 즉, 노화 연구는 삶과 질병에 대한 분자 및 세포 메커니즘들에 대한 오랜 연구들을 바탕으로 시작되었기에, 특히 암 연구의 영향을 많이 받게 되었다.

세포의 '정상적'인 활동 중에는 세포분열도 포함된다. 하나의 세포가 두 개로 분열하면서 자기복제를 하는 것이다. 이러한 세포분열 과정에서 모든 유전정보가 새로운 세포로 안정적으로 전달된다면 비정상적인 세포는 나타나지 않는다. 하지만 유전정보를 가지고 있는 DNA에 어떤 변형이 생긴다면 이로 인해 세포 손상이 야기될 수 있다. 특히 (1) 유전체(게놈)의 불안정성, (2) 텔로미어의 감소, (3) 후성유전학적 변화, 이 세 가지가 DNA에 변형을 일으키는 주요 요인이다. 따라서 이 세 가지 요인을 DNA 수준에서 일어나는 노화의 원인으로 생각할 수 있다. 한편, 유전정보를 전달하는 과정에서 단백질의 역할 또한 간과할 수 없다. DNA를 복제하고 이때 발생한 손상을 복구하는 것과 관련된 모든 일을 단백질이 수행하기 때문이다. 이런 까닭으로 단백질의 균형 상실 또한 세포 손상의 원인을 논할 때 빼먹어서는 안 될 중요한 요인이라고 말할 수 있다. 따라서 이번 장에서는 앞서 말한 DNA 손상의 세 가지 원인에 더해 (4) 단백질 균형의 상실까지, 세포 손상에 직접적인 영향을 줄 수 있는 네 가지 요인에 대해 알아보겠다.

DNA는 복제되는 과정에서 대략 100만 번 중 한 번 정도의 비율로 돌연변이가 발생한다. 원본 DNA와 약간 다른 염기서열을 가지는 DNA가 생성되는 것이다. 이러한 돌연변이는 양날의 칼과 같은 역할을 하는데, 먼저 돌연변이는 유전자풀gene pool에 다양성을 제공하여 자연선택을 이끄는 원천이 된다. 하지만 돌연변이가 DNA 손상 복구에 해로운 영향을 끼치는 경우, 암을 비롯해 치명적인 결과를 가져올 수 있다. 돌연변이가 정상적인(자연적인) 돌연변이 비율(100만 번 중 한 번)보다 높게 발생할 때 이를 '유전체(게놈)의 불안정성'이라고 부른다.

이처럼 유전체의 불안정성이란 자외선이나 화학 반응 등의 각종 자극에 의해 부분적으로 비정상적인 DNA 복제가 일어나는 것을 의미한다. 이 경우 보통은 DNA 복구 메커니즘의 작동에 의해 그 손상을 복구할 수 있지만*, 지나친 자극에 의해 과도한 변화가 생기면 비정상적 부분을 보유한 채 DNA 복제가 일어나고, 이는 곧 암과 노화의 원인이 된다.[5]

* 세 명의 과학자, 스웨덴의 토머스 린달Tomas Lindahl, 미국의 폴 모드리치Paul Modrich, 터키의 아지즈 산자르Aziz Sancar가 DNA 복구 메커니즘과 관련한 연구 공로를 인정받아 2015년 노벨 화학상을 수상했다.

유전체에 돌연변이를 일으키는 원인은 X선**, 자외선, 각종 화합물, 활성산소, DNA 복제 과정의 실수 등 다양하게 존재하는데, 이로 인한 유전체의 손상이 노화를 수반한다는 증거도 많이 나와 있다. 또한 세포분열 과정에서 유전체의 변형 없이 염색체들이 충실하게 복제되는 경우에 포유동물의 수명이 연장된다는 유전학적 증거도 있다.

다시 말해, 일상 수준의 DNA 손상이라면, 그리고 정상적인 조건의 세포라면 DNA 복제 과정에서 변이가 일어나더라도 이러한 손상을 복구하려는 효소의 작동으로 변이를 바로잡기 때문에 유전체의 불안정성은 제거된다. 하지만 더운 여름날 햇빛(자외선)을 너무 오래 쬐거나 방사선에 노출되어 DNA가 과도한 손상을 입어서 (혹은 다른 요인으로) DNA 손상 복구에 관여하는 단백질에 문제가 생기면, 변이가 일어난 DNA는 그대로 유지되며, 따라서 정상적인 세포와는 다른 모습을 보이게 될 것이다. 이런 관점에서 유전체의 불안정성은 세포의 변형을 유발하는 노화의 근본적인 원인으로 분류할 수 있다.

우리의 세포들은 DNA가 손상되면 그것을 복구하는 능력을 본래부터 갖추고 있다. 다만, 이 능력이 나이를 먹으면서 서서히 자연스럽게 줄어드는 것도 사실이다. 하지만 손상된 DNA를 복구

---

** 허먼 밀러Hermann Joseph Muller는 X선이 돌연변이를 일으킬 수 있음을 입증하여 1946년 노벨 생리의학상을 수상했다.

하도록 처방할 수 있다면 적어도 DNA 손상으로 인한 노화는 억제할 수 있을 것이다. 하버드 대학의 데이비드 싱클레어David A. Sinclair 연구팀이 2017년 3월 24일 〈사이언스〉에 발표한 논문은 바로 이 손상된 DNA를 복구하는 방법 한 가지를 보여준다.[6]

손상된 DNA를 복구하는 데 관여한다고 알려진 단백질 중에 SIRT1(NAD+ 의존적 히스톤 탈아세틸화 효소)과 PARP1이라는 단백질이 있다. 그런데 이런 DNA 복구 조절 단백질이 제 기능을 하기 위해서는 'NAD+'라는, 우리 몸의 모든 세포에 자연적으로 존재하는 대사물질이 필요하다.[7]

문제는 바로 NAD+가 나이가 들면 꾸준히 감소한다는 것이다. 싱클레어 연구팀은 논문에서 NAD+가 DNA 복구 조절 단백질들 사이에서 어떤 상호작용을 통해 '조절자'로서 역할을 수행하는지 규명했다.

앞에서 언급한 손상된 DNA의 복구 단백질인 PARP1은 DNA와 결합할 수 있어야 DNA 복구 메커니즘을 개시할 수 있다. 하지만, 세포 내 NAD+의 농도가 줄어들면 DBC1이라는 단백질이 PARP1 단백질에 결합함으로써 PARP1이 DNA와 결합하는 것을 방해한다. 반면에 NAD+의 농도가 높아지면 PARP1 대신 NAD+가 DBC1 단백질과 결합함으로써, PARP1이 DNA와 결합할 수 있게 된다. 이런 연구 결과는 노령에 의한 DNA 손상뿐 아니라 전자기파(방사선) 노출로 인해 DNA가 손상되었을 때도 NAD+의 농도를 증가시키는 간단한 방법을 통해 DNA를 복구시킬 수 있음을 의미한다.

흥미로운 것은, 이 논문의 결과가 미국 항공우주국NASA: National Aeronautics and Space Administration의 화성 탐사계획에도 도움이 되리라고 기대를 모으고 있다는 점이다. 왜 그럴까?

우주비행사는 임무 기간이 짧더라도 우주의 전자기파에 대량으로 노출될 우려가 있다. 이런 우주 전자기파 노출 때문에 우주비행사의 몸에서는 노화가 가속화되고 근육 약화, 기억 상실과 같은 증상이 나타난다. 우주인들의 전자기파 노출은 NASA가 진행하는 화성 탐사계획에서 풀어야 할 문제 중 하나다. 지구 자기장에서 벗어난 우주인들은 우주 전자기파에 의해 DNA 손상을 입을 것으로 예상되며 이에 따라 암에 걸릴 확률도 높아지기 때문이다. 예컨대, 만일 화성 탐사를 위해 우주여행을 한다면, 우주비행사의 세포 중 5퍼센트는 사멸할 것이고 치명적인 질병이 발병할 확률은 100퍼센트에 달할 것이다.[8] 하지만 이 논문 결과가 제시하는 잠재적 치료법을 적용할 수 있다면, 우주비행사는 4년간의 화성탐사 임무 수행 과정 중에 우주 방사선 피폭의 영향을 줄이고 건강을 유지할 수 있을 것으로 보인다. 이 때문에 이 연구 결과는 2016년 12월 NASA의 기술공모전에서 수상작으로 선정되었다.[9] 이 발견은 암 예방, 화학요법 및 방사선 치료에 의한 DNA 손상, 심지어 노화 과정에서 나타나는 DNA 복구 기능 저하를 완화하는 데 도움이 되는 전략을 제시한다고 할 수 있다.

## 텔로미어의 감소

세포 노화와 관련해, '텔로미어Telomere'라는 용어를 많이 들어봤을 것이다. 텔로미어는 이름 그대로 염색체의 말단에 위치한 염기서열로, 특별한 유전 정보를 포함하지 않는 염기서열이 단순히 반복되는 특징을 지닌다. 처음에는 텔로미어가 단지 염색체를 보호하는 기능만을 하는 것으로 여겨졌다. 신발끈을 보면 끝 부분이 단단한 비닐로 코팅되어 있는 것을 볼 수 있는데, 이는 신발끈 끝부분이 쉽게 해어지는 것을 방지한다. 텔로미어 또한 DNA 묶음의 끝에 존재하며 DNA 묶음 전체를 보호하는 역할을 한다.

그런데 시간의 흐름에 따라 체세포의 세포분열 과정이 반복되면 텔로미어의 길이가 점차 줄어든다는 사실이 밝혀졌다. 텔로미어가 있는 DNA의 선형 말단은 일반적인 DNA 복제효소DNA polymerase로는 복제가 되지 않으며, 텔로머라아제Telomerase라는 특수한 DNA 복제효소가 필요하다. 그런데 대부분의 체세포들은 이 텔로머라아제를 발현하지 못하기 때문에 텔로미어 서열에서는 지속적인 손실이 일어나고, 그 손실들은 계속 누적된다. 따라서 DNA가 복제를 반복하면 할수록 텔로미어의 길이는 점점 짧아지고, 궁극적으로 대부분의 텔로미어가 손실돼 세포는 세포분열을 멈추고 결국 사멸한다. 이 때문에 텔로미어의 길이(그리고 텔로머라아제의 기능)는 노화와 대단히 밀접한 관계가 있는 것으로 여겨진다(그림1).

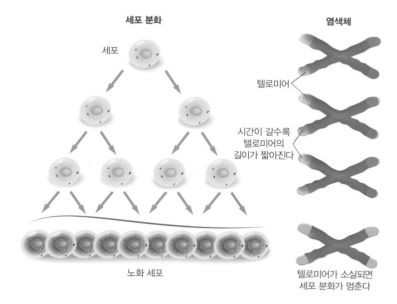

세포 분화

염색체

세포

텔로미어

시간이 갈수록
텔로미어의
길이가 짧아진다

노화 세포

텔로미어가 소실되면
세포 분화가 멈춘다

**그림1** 텔로미어는 염색체 말단에 위치한 염기서열 부위로, 6개의 뉴클레오티드(AATCCC, TTAGGG 등)가 수천 번 반복된다. 텔로미어는 세포분열이 진행될수록 길이가 점점 짧아져 나중에는 매듭만 남게 되는데, 이처럼 텔로미어가 모두 손실되면 세포 복제가 멈추어 세포도 결국 사멸한다. 이러한 현상은 노화와 수명을 결정하는 원인으로 추정되고 있다.[10] 한편 체세포를 제외한 생식세포와 암세포는 텔로미어가 줄어들지 않아 무한증식이 가능한데, 이는 암세포가 증식할 때마다 텔로미어를 계속 생성해내는 텔로머라아제 효소 때문인 것으로 밝혀졌다. 이와 관련된 연구 공로로 엘리자베스 블랙번(Elizabeth Blackburn) 등 3명의 과학자가 2009년 노벨 생리의학상을 공동수상했다.

앞에서 설명한 유전체의 불안정성은 DNA의 손상이나 노화에 불규칙적으로 작용하는 데 비해, 텔로미어의 감소는 노화에 대단히 민감하게, 그리고 직접적으로 작용하는 것으로 알려져 있다. 이를 증명하는 예가 바로 복제양 돌리다. 세계 최초로 체세포 복제 방식으로 복제된 동물인 돌리는 양의 평균 수명인 11~12년의 절반인 6.5년 만에 생을 마감했다. 돌리에게 체세포 DNA를 전달한 양의 나이가 6세쯤인 것을 생각하면, 복제된 체세포는 이미 채취된 세포의 나이만큼 노화가 진행됐을 수 있다. 즉, 앞에서 언급했듯이 체세포는 텔로머라아제를 발현하지 못하기 때문에 돌리의 복제에 이용된 체세포 DNA의 텔로미어는 이미 6세 만큼 짧아져서 6.5년(채취 당시 나이를 더하면 평균적인 수명인 총 12.5년)밖에 살지 못했을 수 있다.[11]

## 후성유전학적 변화

동일한 유전적 정보를 가진 일란성 쌍둥이를 살펴보면, 어릴 적에는 똑같이 생겨서 구분하기 어렵다가도 나이가 들면서 조금씩 차이가 생기는 경우를 종종 보게 된다. 이것은 단순히 머리 모양이나 패션의 차이 때문만이 아니라 그 외양에서 서로를 뚜렷하게 구분 지을 수 있는 특징적인 차이들이 서서히 나타나기 때문이다. 이처럼, 같은 유전적 정보를 가지고 있더라도, 외부 환경적 요인에 의하여 특정 유전정보가 한쪽에서는 확대 재생산되고 다른 쪽에서는 재생산되지 않는 경우, 그 차이는 시간이 지날수록 점점 더 극명해지는데, 이런 원인들에 의한 변화를 후성유전학적 epigenetics 변화라고 한다.

후성유전학적 변화란 DNA 염기서열의 직접적인 변화가 아닌 외부 환경적 요인에 의한 유전자 발현 패턴 등의 변화가 다음 세대로 유전되는 현상을 의미하며, 주로 환경이나 식습관, 운동, 감정 등의 영향을 받는다. 가장 잘 알려져 있는 것은 유전자 발현과 밀접한 관련이 있는 DNA 메틸화인데, DNA 메틸화에 변형이 생기면 유전자의 발현이 억제되기도 하고, 그 변형이 다음 세대로 전달되기도 한다. 또한 음식이나 약물을 통해 유입된 화합물(또는 중금속)에 의해 히스톤 단백질에 변형이 일어나면, 이에 따라 유전자의 발현 패턴이 변형될 수 있다.[12] 쉬운 예로, 우리가 처방을 받아 먹는 약물들도 DNA에 결합하는 방식으로 유전정보가 해석되는 과정에 원치 않는 관여를 할 수 있다. 특히 태아 초기에 일어나는 세포분열은 한 인간이 개체로 성장하는 데 큰 영향을 주기에 임신 중에는 감기약조차 삼가는 것이라 하겠다. 또한 환경오염의 결과로 후성유전학적인 변형이 일어날 수 있다. 특히 미세먼지에 들어 있는 다량의 중금속이 신체에 영향을 줄 수도 있다.

이러한 후성유전학적 변형으로 인해, DNA가 동일한 쌍둥이도 각 유전자들의 발현 여부와 발현 정도의 차이(유전자 발현 패턴의 변화)에 따라 서로 다른 표현형을 가질 수 있으며, 반대로 다른 유전정보를 가진 사람이라도 같은 생활 환경에서 오랫동안 같은 패턴으로 생활하면(예컨대, 부부의 경우) 그들의 유전자는 비슷한 패턴으로 발현하게 되고, 그에 따라 서로 닮아가게 된다. 만약 이런 과정에서 대단히 비정상적인 유전자 발현 또는 미발현과 같은 일들이 일어나면 단순한 닮음이나 차이를 벗어나 심각한 세포의 변형을 유도할 수 있는데, 그 변형이 바로 세포 노화의 시작이 될 수 있다.

## 단백질 균형 상실

세포가 정상적인 범위에서 그 활동을 지속하려면 각 단백질은 세포 내에서 일정한 수준의 농도를 유지함으로써 제 기능을 할 수 있어야 한다. 그러나 단백질들은 열에 의한 변형이나 스트레스 혹은 활성산소 등의 영향으로 인해 구조가 변형되기도 하고, 때로는 단백질 구조 유지를 위한 접힘protein folding이 풀어지는 경우도 있다. 따라서 세포는 여러 가지 방법들을 활용해 단백질의 농도를 유지하고자 한다.

예를 들어, 샤페론chaperon이라는 단백질은 세포에서 단백질이 정상적인 구조와 형태를 유지하도록 돕는 역할을 한다(그림2). 불안정한 단백질들이 생기면 그 구조가 다시 안정화되도록 샤페론이 결합하여 부축해주고, 안정적인 구조의 접힘이 가능하도록 해준다.

단백질이 잘못 만들어진 경우에는 이를 신속히 분쇄하여 새로운 단백질의 재료로 재활용하기도 하는데, 이와 관련하여 가장 잘 알려져 있는 방법이 1-2장에서 프로탁의 작동원리를 설명할 때 언급한 유비퀴틴-프로테아좀 시스템이다. 유비퀴틴-프로테아좀 시스템은 단백질 접힘에 문제가 있는 등 잘못 만들어진 단백질에 유비퀴틴이라는 일종의 분리수거 스티커를 붙이고, 이 스티커를 인식하는 쓰레기 분쇄함(프로테아좀)을 통해서 잘못 만들어진 단백질을 분쇄한 후, 이렇게 조각난 단백질의 재료들로 새로

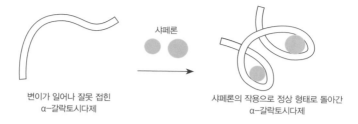

변이가 일어나 잘못 접힌
α-갈락토시다제

샤페론

샤페론의 작용으로 정상 형태로 돌아간
α-갈락토시다제

**그림2** 샤페론은 변이가 일어나 잘못 접힌 단백질의 구조를 지지함으로써 정상 형태로 돌아가게 하는 역할을 한다[13]

운 단백질을 만든다. 비정상적인 혹은 기능을 할 수 없는 단백질들을 선별적으로 분쇄함으로써 세포의 손상을 막는 것이다.

잘못 만들어진 단백질을 처리하는 또 다른 방법으로는 '자가포식autophagy'이 있다. 위에서 설명한 유비퀴틴에 의한 분쇄법이 하나하나의 단백질을 선별하여 진행되는 과정이라면, 자가포식은 좀 더 적극적으로, 불필요한 세포 안의 소기관이나 손상된 세포들을 리소좀lysosome을 통해 분쇄해서 이후 재활용할 수 있도록 하는 일종의 '집안 청소'다(자가포식의 발견 역시 노벨상을 받았다. 2016년 노벨 생리의학상을 수상한 오스미 요시노리大隅良典가 그 발견자다).

이 자가포식은 노화와 직접적인 관계를 가지는 것으로 나타났다. 2017년 논문[14]에 따르면, 자가포식에 결함이 생기면 암, 심장병, 퇴행성 뇌질환 같은 노화 관련 질병의 발생에 직접 영향을 준다고 한다. 연구진은 나이가 들어가는 개체에서 자가포식의 빈도를 직접 관찰했는데, 노화가 진행됨에 따라 예쁜꼬마선충C. elegans의 여러 조직에서 일어나는 자가포식의 정도는 점차 줄어드는 것으로 확인되었다.

세포는 이처럼 다양한 방법을 통해서 정상적인 구조와 형태를 가진 단백질의 농도가 균형을 이루도록 노력한다. 그런데 만일 이 과정에 문제가 생겨 잘못된 구조의 단백질들이 쌓여간다면, 그 단백질들의 역할에 공백이 생겨 세포 손상이 일어나고, 그 결과 세포 노화가 진행되는 것이다.

지금까지 설명한 단백질의 항상성 유지와 관련해 2017년 흥미로운 연구가 발표되었다. 독일 막스플랑크 연구소의 아비나시 파텔Avinash Patel 등이 〈사이언스〉를 통해 발표한 논문[15]에 의하면, 세포의 에너지원으로 알려진 ATP가 단백질의 안정성을 유지하는 역할도 한다는 것이다. 연구팀에 따르면 ATP는 소수성 분자를 용해시키는 '하이드로트로프hydrotrope'의 역할도 직접 수행함으로써 세포의 안정성에 기여할 수 있다. ATP의 화학식을 보면 삼인산 부분은 친수성hydrophilic이지만 그 이외의 아데노신 부분은 소수성hydrophobic의 특징을 가지고 있어서, 단백질과 결합해 단백질들의 용해도를 높일 수 있다.

지금까지 세포의 에너지원으로만 알려져 있던 ATP는 세포 내의 농도가 1~10mM인 반면, 세포 밖의 농도는 10~100nM로 세포 내에 비해 10만 분의 1 정도로 매우 낮다.[16] 따라서 세포 손상이 일어나 ATP가 세포 밖으로 유출되면 면역체계는 이것을 위험신호(외부침입자에 의한 세포 손상)로 받아들여 면역세포를 출동시킨다. 하지만 이런 점을 고려하더라도, 왜 세포 내의 ATP 농도가 외부보다 10만 배 이상 높은 것인지는 정확히 알려지지 않았다.

이에 따라 연구팀은 아마도 ATP가 여러 단백질들의 안정성을 유지해주는 하이드로트로프의 역할을 수행하기 때문에 세포 내에 ATP 농도가 높게 유지되는 것으로 추측했다. 즉, 세포 내에서 ATP를 고농도로 유지함에 따라 수많은 수용성 단백질의 (비정상적인) 응집을 저해하고, 이미 응집된 단백질들을 용해한다는 뜻이다. 단백질들의 항상성을 유지하고 세포 손상을 방지하기 위한 세포의 또 다른 방안인 듯하다.

단백질의 항상성 유지와는 무관하지만, 노화와 관련된 단백질의 재미있는 연구 결과를 하나 더 소개하겠다. 제대혈(탯줄 혈액)에 있는 줄기세포를 보관하면 혹시라도 나중에 몸에 문제가 생길 때 사용할 수 있다는 이야기를 들어본 적 있는가? 이미 여러 의료기관이 '제대혈 은행'이라는 서비스를 하고 있기도 한다. 그런데 이제는 줄기세포가 아니라, 제대혈에 든 다른 성분 덕분에 불로장생을 꿈꿔볼 수 있는 시대가 열리게 될지도 모른다. 스탠퍼드 대학의 토니 와이스-코레이Tony Wyss-Coray 연구팀은 인간 제대혈에 있는 혈장 단백질을 늙은 쥐에 주입했더니 늙은 쥐의 뇌 기능이 향상되고, 털 빠짐 및 신장 기능이 개선되었다는 연구 결과를 보고했다.[17] 인간 혈장 단백질들 중에서 TIMP2라는 특정 단백질이 이런 기능 향상의 원인으로 확인되었다. 놀라운 소식이지만, 아쉽게도 이 단백질의 정확한 기능에 대한 논의는 아직 진행 중이다.

사실 지금까지 많은 연구자들이 개체결합parabiosis(젊은 쥐와 늙은 쥐의 신체 일부를 결합하는 수술[18])이라는 방법을 통해 젊은 피가 늙은 쥐의 신체 기능을 향상시킴을 확인한 적은 있지만, 특정 단백질이, 그것도 다른 종인 인간의 단백질이 쥐에게 이런 효과를 나타낸다고 밝혀진 것은 이번이 처음이다. 젊은 피를 주입했을 때 기억 상실, 근육 기능 및 신진대사, 뼈 밀도 감소 같은 노화 증상이 역전될 수 있음을 보여주는 최신 증거라 하겠다.

2                                          **과도한 세포 반응과 노화**

앞 장에서는 세포 손상의 네 가지 원인으로 DNA(유전체)와 단백질에서 일어나는 세포 안 분자들의 이상 현상을 살펴보았다. 당연히 세포는 이에 대응하여 이상 현상을 정상화하려는 상보적인 반응을 일으킨다. 그 결과로 우선은 세포 손상의 원인들이 줄어들지만 만일 이런 세포 대응이 멈추지 않고 지속되면, 즉 만성이 되거나 악화되면 이는 도리어 세포 자신에게 해를 끼칠 수 있다. 그 결과 (5) 영양소 감수성 감소, (6) 미토콘드리아 기능 장애, (7) 세포 노화라는 세 가지 현상으로 이어지며, 이는 다시 노화 현상을 야기한다. 이번 장에서는 노화를 일으키는 요인들 중, 세포 손상을 정상화하려는 과정에서 발생하게 되는 세 가지 세포 수준에서의 손상을 살펴보도록 하겠다.

## 소식을 하면 수명이 증가하는 이유

영양소에 대한 감수성이 감소한다? 이건 무슨 의미일까? 많은 사람이 알고 있는 당뇨병을 통해 그 의미를 이해할 수 있다. 여기서는 유전적 요인으로 발생하는 소아형 당뇨병(제1형)이 아니라, 나이가 들면서 과다한 영양 섭취, 적은 활동량, 비만 등으로 인해 생기는 제2형 당뇨병의 경우를 이야기하고자 한다.

정상 상태에서는 혈당이 증가하면 인슐린이 분비되는데, 인슐린은 혈액 내 포도당을 세포 내부로 유입시켜 다당류 형태로 저장함으로써 혈당을 떨어뜨리는 작용을 일으킨다. 그런데 우리 몸이 인슐린에 잘 반응하지 않으면 어떻게 될까? 이 경우 우리의 몸은 혈당이 증가하면 계속해서 인슐린을 분비하지만 인슐린에 반응하지 않아 혈액 내 포도당이 세포에 유입되지 못한 채 높은 농도를 유지될 것이고, 따라서 신체 조직에 포도당이 제대로 공급되지 못할 것이다. 이처럼 정상 상태에 비해 신체가 인슐린에 잘 반응하지 않는 상태, 즉 '인슐린 감수성insulin sensitivity'이 낮아진 상태를 '인슐린 저항성insulin resistance'이 높다고 말한다. 한마디로 반응 센서가 둔해진 것이다.

인슐린 저항성의 증가는 세포 안의 여러 가지 반응 메커니즘들에 문제가 생겼기 때문에 나타나는데, 앞에서 살펴본 당뇨병의 경우는 인슐린 관련 신호 전달 과정(인슐린 및 인슐린 성장인자 신호 전달 경로Insulin and IGF-1 signaling pathway)에 문제가 생겨 발생하는

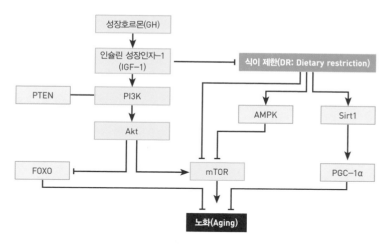

**그림1** 성장 호르몬 및 인슐린 성장인자 신호 전달 경로. 이 두 요소가 식이 제한 및 노화와 어떤 관계를 맺고 있는지 나타내고 있다. 노화를 촉진하는 분자는 붉은색으로 표시하고, 노화를 억제하는 분자는 파란색으로 표시했다.[19]

것이다. 인슐린 신호 전달 과정에 문제가 생기면, 인슐린의 분비가 과도해지고, 이에 따라 신체의 노화가 촉진된다.

한편, 인슐린 관련 신호 전달 과정은 진화 과정에서 가장 잘 보존된 노화 통제 메커니즘으로 알려져 있다. **그림1**에서 볼 수 있듯이 인슐린 신호 전달 경로는 '라파마이신 표적 단백질mTOR: mammalian Target Of Rapamycin'이나 '폭소FOXO: Forkhead box' 등의 전사인자와 관련이 있는 것으로 알려져 있으며, 이 전사인자들은 노화를 늦추고 수명 연장에 도움을 주는 것으로 확인된다. 또한 식이 제한 또는 칼로리 제한은 인간 이외의 영장류를 포함해 조사된 모든 진핵생물의 수명이나 건강 상태를 증진시킨다고 알려져 있는데, 이 과정에서도 인슐린 신호 전달 경로가 관여하는 것으로 확인되었다. **그림1**의 오른쪽 부분에 식이 제한이 인슐린 경로에 어떻게 관여하는지 나타냈다.

현재까지 확인된 증거들을 종합해보면, 신진대사(영양) 신호 전달 과정에 문제가 생기면 노화가 가속화되고, 영양 신호 전달의 활성이 지속적으로 감소하면 수명 연장에 긍정적인 영향을 주는 것으로 나타났다.[20] 또한 라파마이신rapamycin과 같은 약물들을 이용하면 영양소 이용을 제한하여 영양 신호 전달의 활성을 감소시킬 수 있는데, 이런 약리학적 조작은 실제로 생쥐의 수명을 연장시킬 수 있다고 알려져 있다.[21] 이에 대해서는 뒷부분에서 좀 더 자세히 다루겠다.


## 미토콘드리아 기능 장애

세포의 발전 시설, 미토콘드리아는 노화 과정과 연관되어 있으며, 특히 그 활동의 둔화가 다양한 노인성 질환을 야기하는 것으로 알려져 있다.[22] 사실 미토콘드리아가 노화와 관련 있다는 주장은 40여 년 전부터 제기되었고, 그동안 인간을 포함한 많은 동물에서 미토콘드리아의 기능 손상이 노화와 관련된 질병은 물론 노화 그 자체에도 영향을 주는 것으로 확인되었다.[23]

가장 잘 알려진 미토콘드리아의 기능은 세포 내에서 에너지(ATP)를 만드는 역할이다(물론 미토콘드리아는 세포 사멸, 지방산의 베타산화, 철-황 클러스터iron-sulfur cluster 합성 같은 다른 역할도 수행한다). 그런데 이렇게 에너지를 만들어내는 과정에서 활성산소ROS: Reactive Oxygen Species가 만들어지는데, 그 이름에서도 느껴지듯 활성산소는 반응성이 매우 높아서 DNA와 단백질에 손상을 줄 수 있다. 따라서 이 활성산소에 의한 세포 손상이 노화를 일으킨다는 주장이 제기되었다. 즉, 미토콘드리아와 관련된 노화의 원인을 주로 산화 손상에 의한 미토콘드리아 DNA(mtDNA)의 돌연변이에서 찾은 것이다. 이 가설을 '미토콘드리아 자유라디칼 노화 이론'이라고 한다.

그런데 최근 들어 자유라디칼 이론과는 달리, 대부분의 포유류에서 나타나는 mtDNA 돌연변이가 mtDNA 중합 효소에 의한 '복제 오류'에서 비롯되었다는 강력한 연구 결과들이 제시되었다.[24]

정상적인 미토콘드리아에서는 DNA 손상 등 핵에 손상이 생기면 이러한 신호가 미토콘드리아에 전달되는데, 그러면 이에 대응하여 미토콘드리아는 다시 핵으로 상보적인 신호를 보낸다. 그러나 미토콘드리아의 기능 장애로 신호 전달이 원활히 이루어지지 않으면, 핵에 발생한 손상에 대하여 미토콘드리아가 적절히 대응하지 못하게 되고, 결국 세포는 원하지 않는 방향(노화)으로 나아가게 된다.

한편, 노화가 진행되는 과정에서 미토콘드리아의 생체 에너지 생산의 효율성이 감소하기도 하는데, 이런 현상은 텔로미어를 복원하는 효소인 텔로머라아제와 관련이 있는 것으로 알려져 있다.

달리 말하면, 미토콘드리아 기능이 둔화되더라도 텔로머라아제를 활성화하면 부분적으로 그 기능이 복원될 수도 있음을 시사한다.

손상된 DNA를 복구하는 단백질로 알려진 SIRT1 또한 미토콘드리아의 생체 에너지 생산에서 다양한 역할을 하는데, 전사조절 도움인자인 PGC-1a와 관련된 과정과 자가포식에 의한 손상 미토콘드리아의 제거 같은 과정을 통해서 미토콘드리아의 생체 에너지 생산을 조절한다.

미토콘드리아 기능 장애는 또한 '호르메시스hormesis'라는 개념과도 관련이 있다. 호르메시스란 가벼운 독성mild stress이 오히려 치료에 도움이 되는 반응을 보이는 효과를 말한다. 실제로 약한 독성 치료가 독성에 대한 스트레스 저항성stress resistance을 높여 세포들의 건강을 더욱 향상시키기도 한다. 미토콘드리아의 경우도 기능 장애가 심각한 때에는 질병이 생기지만, 그 수준이 경미하다면(예를 들어, 약한 산소 결핍mild hypoxia을 겪을 때) 호르메시스 반응으로 인해 수명이 증가할 수 있다. NIM의 윤진호 교수의 연구에 따르면 미약한 수준의 스트레스를 겪은 미토콘드리아는 이후 더 강한 스트레스를 받더라도 상대적으로 더 안정적인 것으로 나타났다. 연구진은 이를 '미토호르메시스Mitohormesis' 반응이라고 이름을 붙였다.[25]

이런 미토호르메시스 반응은 미토콘드리아가 결함이 있는 동일한 조직(세포)뿐만 아니라 원거리에 있는 조직(세포)에서도 미토콘드리아 방어 반응을 일으키게 만들 수 있다. 3-4장에서 자세히 소개하게 될 메트포르민Metformin 및 레스베라트롤resveratrol과 같은 화합물은 미토호르메시스 반응을 일으킬 수 있는 가벼운 미토콘드리아 독성 물질이라는 연구도 있다. 이 화합물들이 미토콘드리아에 낮은 에너지 상태를 유도함으로써 신호 전달 물질인 아데노신 일인산AMP: adenosine monophosphate의 농도를 증가시키고 AMP 활성단백질 활성효소AMPK: AMP-activated protein kinase를 활성화시킨다는 것이다. 그러나 미토호르메시스와 같은 방법을 이용한 미토콘드리아의 기능 향상이 수명 연장에 직접적으로 영향을 주는지를 확인하기 위해서는 아직도 더 많은 연구가 필요하다.

## 세포 노화

흔히 우리는 피부에 점점 탄력이 떨어지고 주름이 지는 것을 보면서 늙어간다고 생각한다. 이 모습을 현미경으로 볼 수 있다면, 개체가 점점 늙어간다는 사실은 바로 세포 노화가 광범위하게 일어나는 현상이란 것을 알 수 있을 것이다. 노화 세포는 외부 자극 때문에 정상적이지 못한 활동을 하는 세포다. 시간이 흐르고 개체의 노화가 진행되면 노화 세포의 수 역시 증가한다. 이 때문에 세포 노화는 몸 전체의 노화에 큰 영향을 줄 것으로 추정되어 왔다. 하지만 세포의 노화가 곧 개체의 노화는 아니다. 왜냐하면 세포 역시 그것만의 수명을 가지기 때문이다. 젊은 사람의 몸에서도 세포는 노화를 겪고, 늙은 사람의 몸에서도 세포는 새로 생겨난다. 다만, 늙은 사람의 몸은 노화 세포의 비율이 더 많을 뿐이다. 오히려 세포 노화는 산발적으로 발생하는 세포 손상이 조직의 손상으로 이어지지 않도록 예방하는 자연스러운 메커니즘이라고 할 수 있다. 다시 말해, 세포 노화는 손상된 세포들을 증식하지 못하게 하는 '불가역적인 세포주기 정지cell-cycle arrest 메커니즘'으로 볼 수 있다. 일반적으로 노화세포는 염색체의 말단 부위인 텔로미어가 짧아져서 나타난다고 알려져 있지만, 실제로는 텔로미어와 무관한 다양한 영향들에 의해 나타나기도 한다.

그런데 최근 연구 결과에 따르면 세포 노화는 단순히 세포 주기의 정지 단계가 아니라, 세포 주기의 정지 이후에 추가로 획득된 다양한 표현형의 세포 상태를 포괄적으로 나타내는 현상인 것으로 나타났다. 세포 노화는 **그림2**에서 볼 수 있듯이 다양한 메커니즘을 통해서 조직 및 장기의 기능 장애를 일으켜 다양한 만성 질병에 관여하는 것으로 알려져 있다. 또한 세포 노화는 줄기세포와 전구세포progenitor cell 같은 순환 세포들을 고갈시키는 역할도 하는데, 그 결과로 조직의 항상성과 재생이 저해된다.

이와 더불어, 세포 노화는 '노화 관련 분비표현형SASP: senescence-associated secretory phenotype'으로 통칭되는 여러 종류의 단백질들

---

\* 세포마다 수명은 서로 다르다. 예를 들어 인간의 경우 피부 세포는 수명이 2주에서 4주 정도이며 혈액 세포는 3~4개월, 근육 세포는 15년, 심장 세포는 60년 정도다.

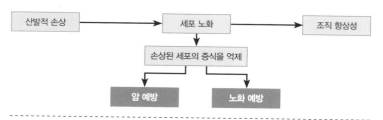

**젊은 개체**

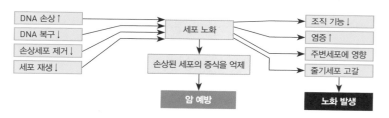

**늙은 개체**

**그림2** 세포 노화. 젊은 개체에서 세포 노화는 손상된 세포의 증식을 막아 암으로부터 신체를 보호하고 조직의 항상성에 기여한다. 하지만 늙은 개체에서는 전반적인 손상과 노화 세포의 제거 부족으로 인해 손상된 세포가 축적되기 시작하며, 이로 인해 조직 항상성이 무너지며 노화가 일어난다.[26]

(염증성 사이토카인, 성장인자 및 프로테아제 등으로 구성됨)이 분비되도록 유도하며, 건강한 주변 세포들의 비정상적인 세포 분화를 유도하고 더 나아가 다양한 조직 기능 장애를 촉진시킬 수 있다. 세포 손상에 대응하기 위한 (유익한) 보상적 반응이었던 세포 노화가 손상 복구 능력이 떨어지는 늙은 개체에서는 조직의 재생 능력을 소진하고 만성적인 염증을 유발하는 것이다.

그렇다면 이렇게 노화된 세포들만을 선택적으로 제거할 수는 없을까? 에라스무스 대학의 피터 드 카이저Peter L.J.de Keizer 교수

는 바로 이런 노화세포를 제거할 수 있는 작은 단백질, 즉 펩타이드 FOXO4-DRI를 개발했다.[27]

그 원리를 이해하기 위해서는 먼저 세포 사멸을 이해해야 할 필요가 있다. 외부 환경의 스트레스로 인해 건강한 조직 내의 특정 세포에 손상이 일어나게 되면, 세포 사멸을 유도해 암을 억제하는 단백질로 널리 알려진 p53이 손상된 세포의 세포핵에서 미토콘드리아로 이동해 세포 사멸을 유도한다. 하지만 노화가 진행된 세포의 경우, 이와는 상황이 조금 다르다. 노화세포에서는 손상이 일어나도 p53이 노화세포에서만 발현되는 단백질인 'FOXO4'와 결합해 세포 밖으로 나오지 못하게 된다. 그 결과 p53은 정상적인 세포에서와 달리 세포 사멸을 유도할 수 없게 되는 것이다.

이런 현상을 관찰한 연구진은 FOXO4-DRI 펩타이드를 노화세포에 주입하고 그 결과를 관찰했다. 이 펩타이드는 FOXO4가 결합해야 하는 p53의 특정 부분에 미리 결합함으로써, FOXO4가 p53와 결합하는 것을 막아준다. 그 덕분에 p53은 노화세포에서도 본래대로 세포핵 바깥으로 이동할 수 있게 되고, 그 결과로 노화세포의 사멸 작용을 일으킨다. 즉, FOXO4-DRI 펩타이드는 노화세포에 특이적인 p53와 FOXO4의 결합을 저해함으로써 세포 사멸을 일으키고, 그 결과로 조직은 노화세포를 없애고 재생될 기회를 얻어 젊어지는 효과를 얻는 것이다.

세포 노화는 그 자체로 너무도 복잡하기 때문에 '세포 노화'를

'개체 노화의 특징'이라고 정의하기에 충분하지 않은 측면도 있다. 적당한 세포 노화는 종양 억제 경로를 유도해 수명을 유지하는 역할을 하지만, 조로증을 보이는 실험 동물에게서 노화세포를 제거하자 노화 관련 병리 현상들이 지연되었다. 이렇듯 세포 노화 개념은 정반대되는 두 가지 역할 모두를 가지고 있다고 할 수 있다. 따라서 세포 노화는 해로운 손상을 막는 반응으로 생애 초기에는 이로운 측면이 있지만, 만성이 되면 오히려 불리하게 작용한다고 보는 편이 합리적이다.

앞에서 언급한 4가지의 기본 원인들 그리고 그것의 상보적 반응
인 3가지 결과들이 합쳐지면 (8) 줄기 세포 고갈과 (9) 세포 간의
소통 변화라는 두 가지 결과가 일어나게 된다. 이 또한 노화를 일
으키는 원인들로서, '노화 관련 표현형의 원인'이라고 부를 수 있
다. 이번 장에서는 신체 전반적인 수준에서 노화를 야기하는 원
인에 대해서 논의할 것이다.


## 줄기세포 고갈

이른바 '황우석 사건' 이후, 우리나라 사람들의 줄기세포에 대한
이해도가 대단히 높아져서 이에 대해 자세히 설명할 필요는 없을
것 같다. 그래도 간단히 설명해보자면, 일단 줄기세포는 여러 가

지 형태의 말단세포로 분화하는 능력을 갖춘 세포다. 흔히 줄기세포라고 하면 생애 초기에 배아를 발달시키는 배아줄기세포를 떠올리지만, 성인들 또한 줄기세포를 가지고 있으며 노화나 외부의 충격 등으로 사멸한 세포를 대신할 새로운 세포를 만들어내는 역할을 한다. 이러한 줄기세포의 수는 나이가 들면서 자연히 감소하는 것으로 알려져 있다. 지금까지 살펴본 7가지 노화의 원인들이 종합된 결과로 줄기세포 고갈 현상이 나타나는 것이다. 다시 말해, 노화로 인한 손상을 쉽게 복구할 수 있는 해결사인 줄기세포가 시간의 흐름에 따라 점점 고갈되면서 노화의 역전은 점점 더 어려워지는 것이다.

이와 관련하여 2017년 8월 〈네이처〉에 게재된 연구 결과[28]를 하나 소개하고자 한다. 알베르트 아인슈타인 의과대학의 동셩 카이Dongsheng Cai 연구팀은 뇌의 시상하부에 있는 줄기세포가 몸의 노화 속도를 관리 및 통제한다는 사실을 밝혀냈다. 그동안 신경기관, 특히 시상하부(시상하부는 성장, 발달, 번식 및 신진대사를 포함한 중요한 과정을 조절한다)가 노화에 중요한 역할을 한다는 것을 시사하는 연구가 많이 나왔는데, 이 연구는 그 정확한 메커니즘을 밝혔다는 점에서 의의가 있다.

이 연구에 따르면, 시상하부에 위치한 신경 줄기세포의 수는 동물이 나이가 듦에 따라 자연적으로 감소하며, 이러한 감소는 노화를 가속화한다고 전해진다. 그런데 이러한 줄기세포의 손실이 일으키는 결과는 돌이킬 수 없는 것이 아니다. 줄기세포, 또는 이들이 생산하는 분자를 보충하면 몸 전체의 노화를 여러 측면에서 늦출 수 있고, 심지어는 역전시키는 것도 가능할지 모른다. 그렇다면 줄기세포는 어떻게 노화를 막는 것일까? 동셍 카이 연구팀에 따르면 시상하부 줄기세포는 마이크로 RNA를 엑소좀exosome이라는 작은 입자 안에 포장하여 방출하는 방법으로 유전자 발현을 조절함으로써 노화를 막는다고 한다. 생쥐를 대상으로 진행한 이 연구는 이후 노화와 관련된 질병을 예방하고 수명을 연장시키는 새로운 전략으로 이어질 수 있을 것으로 평가된다.

**세포 간의 소통 변화**

마지막으로 세포 간의 소통 변화에 대해 살펴보자. 3-1장 및 3-2장에서 설명한 네 가지의 세포 노화 원인과 그 상보적 반응들은 신체 시스템의 원활한 소통에 문제를 일으킬 수 있고, 결과적으로 노화의 진행을 촉진시키게 된다. 그에 대한 예로, 외부에서 침입한 병원체에 대한 면역세포의 대응과 그 결과로 나타나는 염증에 대해 살펴보자. 염증inflammation은 감염, 자가면역질환 및 암을 비롯한 많은 질병의 시작으로 생각되며, 노화 관련 질환의 주요 원인이기도 하다.

　"노인은 면역력이 떨어져 병에 쉽게 걸린다", "어르신의 면역력이 약해질 때 무얼 먹으면 좋을까요?" 인터넷에서 이와 같은 제목의 글들을 쉽게 찾아볼 수 있다. 우리가 이런 이야기에 특별한 의심을 갖지 않고 받아들이는 것은 그만큼 많은 사람이 노화와 면역력 간에는 어떤 상관관계가 있음을 당연하게 여기고 있기 때문일 것이다. 그렇다면 실제로 노화와 면역의 관계는 정확히 어떤 것일까? 왜 나이가 들면 면역력이 떨어지는 걸까? 사실 그 구체적인 이유를 둘러싸고 면역학계에서는 오랫동안 논쟁이 있었다. 하지만 2017년 케임브리지 대학의 존 마리오니John C. Marioni 연구팀이 이 오랜 논쟁의 일부 쟁점에 마침표를 찍을 만한 연구 결과를 보고했다.[29]

면역은 외부에서 침입하는 다양한 병원체나 물질(바이러스, 박테리아, 곰팡이, 꽃가루, 화학물질 등)로부터 자기 몸을 지키도록 프로그래밍 되어 있는 생물의 자기방어 체계다. 면역과 노화의 관계에 관한 과학자들의 오랜 논쟁에는 대략 두 가지 핵심 가설이 있다. 첫째, 시간의 흐름에 따라 면역세포 각각의 성능이 떨어지고, 그로 인해 개체가 느끼는 종합적인 면역 기능이 떨어진다는 것이며, 둘째 면역세포 간의 조화coordination가 무너지면서 면역 기능이 떨어진다는 것이다.

상상해보면 면역체계는 군대와 비슷하다. 다양한 유형의 세포들이 함께 감염원을 퇴치하기 위해 협력한다. 따라서 서로 다른 면역세포들(병원균을 파악하고 보고하는 세포, 병원균을 공격하는 세포, 과도한 면역 반응이 줄어들도록 작용하는 세포 등등) 간의 조화로운 협력 시스템은 매우 중요하다고 알려져 있다. 좀 더 정확하게 말하면, 면역 반응에 따른 염증 반응은 병원균 침입 같은 외인성 신호나 세포 손상과 같은 내인성 신호에 의해서 자극되는 개체 보호 반응이라고 정의할 수 있다. 염증 반응을 통해서 초기 원인을 제거하고 손상된 조직의 수리가 진행되는 것이다. 하지만 염증 반응의 과정을 간단하게 설명하기는 어려운데, 그 시작과 끝에 분자적, 면역학적, 생리학적 과정이 동시다발적으로 일어나기 때문이다.* 이에 마리오니 연구팀은 '단일세포 RNA 염기서열분석single-cell RNA sequencing'이라는 기법을 사용해 각 개별 세포의 상태를 독립적으로 분석하고 또한 고해상도로 세포의 활동을 관찰했다. 그 결과로 연구팀은 늙은 쥐의 면역세포들은 상호조화가 부족하고, 그런 조화 상실 탓에 노화로 인한 면역 기능이 저하됨을 밝혀냈다. 비록 개별 면역세포의 기능은 여전히 강할지라도 그들 사이에 조화가 부족하면 집단 효과(개체가 느끼는 종합적인 면역력)가 낮아진다는 것이다.

예를 들어 외부에서 병원균이 침입한다면, 이 병원균을 없애기 위해 면역이 활성화된다. 그 다음 병원균이 적절하게 제거되고 나면, 면역의 비활성화를 위해 면역 억제 세포의 작용으로 몸 전체의 면역은 병원균 침투 이전으로 돌아가 보통 상태를 유지하게 된다. 하지만 적절한 시기에 적절한 면역세포의 생사가 엄격하게

---

* 2017년 8월 〈네이처 면역학〉에서는 특집으로 염증에 대한 리뷰 논문들을 실었는데, 그중 염증 반응의 시작과 끝을 나타낸 그림들[30]을 살펴보면 염증 반응에 시공간적으로 얼마나 복잡하고 정교한 세포 간 소통이 관여하고 있는지 알 수 있다.

제어되지 못할 경우, 때로는 지나친 면역 작용으로, 때로는 면역 작용이 부족해서 문제가 생긴다. 여기서 만일 세포 간 소통에 변화가 일어나 정확한 시간과 장소에 정확한 염증 반응이 나타나고 또 사라지지 못한다면 감염이 확산되거나 염증 반응이 만성화되어 세포와 주변 조직을 손상시키는데, 이는 곧 노화의 진행으로 이어질 것이다.

지금까지 노화를 일으키는 아홉 가지 원인과 특징들에 대해 세포 노화, 일차원인에 대한 대응적 반응, 종합적인 반응으로 분류하여 정리했다. 다음 장에서는 노화와 관련된 약물과 약물 개발 과정에서 벌어지는 이야기를 소개하면서 노화에 대한 이야기를 마무리하겠다.

# 4        노화를 늦추는 실현 가능한 방법에 대하여

노화를 늦추고 젊음을 유지하는 데 도움을 준다는 물질은 여럿 알려져 있다. 때로는 이런 물질들이 실험 모델 동물의 수명을 획기적으로 연장시킬 뿐 아니라 안전성(FDA에서 이미 안전성이 인정된)까지 지녔다는 연구 결과들이 나와 제약업계를 들뜨게 만들기도 했다. 하지만 여러분도 상상할 수 있듯이 이 물질들이 임상시험을 통하여 인간의 수명 연장에 효과가 있는지를 확인하기까지는 긴 시간이 걸릴 뿐 아니라 약효와 관련된 수많은 환경 변수들도 고려해야 한다. 따라서 이 물질들이 어느 정도의 효과를 보이더라도 그것이 투여된 물질만의 효과인지 여부를 확인하기는 쉽지 않다. 이런 한계가 있지만 수명 연장 효과에 대해 세계적인 학술지에 보고된 연구들 중에는 약효의 정확한 메커니즘이 규명되었을 뿐만 아니라 향후 인간에게도 적용할 수 있을 것으로 보이는 연구도 있다. 이런 측면을 고려하여, 이번 장에서는 '유망한' 노화 치료제라고 말해도 큰 문제가 되지 않을 것 같은 세 가지 물질을 소개한 후 노화를 늦추기 위한 바람직한 생활 태도에 대해 이야기하고자 한다.


**이미 우리 손에 있는 항노화 물질들**


'레스베라트롤Resveratrol'은 포도나 오디, 라즈베리, 크랜베리 같은 베리류 등을 포함해 많은 식물에서 발견된 화합물로, 식물이 미생물과 접촉했을 때 스스로를 보호하기 위하여 분비하는 일종의 항생제 물질인 '피토알렉신phytoalexin'의 일종이다.

레스베라트롤은 여러 연구에서 다양한 생물 종의 수명을 연장시키는 것으로 보고되었다. 하버드 대학의 데이비드 싱클레어 연구팀이 2006년 〈네이처〉를 통해 발표한 논문을 살펴보면, 레스베라트롤은 효모 내에서 SIRT1을 활성화시키는 것으로 나타났다. 앞 장에서도 언급했듯이 SIRT1은 손상된 DNA의 복구에 도움을 주는 단백질로, 수명 연장에 효과가 있는 것으로 알려져 있다.[31] 유전자 분석에 의하면 레스베라트롤은 153가지 경로 중 144가지 경로에서 고칼로리 식이요법 효과를 억제하는 것으로 나타났는데, 구체적으로는 인슐린 감수성 증가, IGF-I 감소, AMPK 증가 및 미토콘드리아 수치 개선 등의 효과를 보였다. 실험 결과에서도 레스베라트롤은 고칼로리 식이요법을 받은 나이 든 실험쥐의 생리 상태를 표준 식이요법을 받은 쥐의 생리 상태로 만들어 수명을 현저히 증가시키는 것으로 나타났다. 프랑스인들은 포화 지방이 풍부한 식사를 즐기지만 심장질환의 발병이 상대적으로 낮은데(이것을 '프랑스인의 역설French paradox'이라고도 한다), 그 이유 또한 프랑스인들이 평소 자주 섭취하는 적포도주의 레스베라트롤 때문으로 생각된다.

또 다른 항노화 물질에 대해 알아보자. '라파마이신'은 남태평양 한가운데 있는 '라파 누이' 또는 '이스터 섬'으로 불리는 섬에서 처음 채취된 물질이다. 이스터 섬은 일반인에게는 '모아이 석상'이라 불리는 거대 석상 이야기로 잘 알려져 있으며, 세계 7대 불가사의로 알려진 이 거대 석상을 어떻게 운반했는지에 많은 관심이 쏠리기도 했다. 라파마이신은 1965년에 바로 이 섬의 한 언덕에서 수집된 토양 표본에서 처음 확인된 화합물로, 이 토양에 서식하는 박테리아 '스트렙토마이세스 히그로스코피우스 streptomyces hygroscopicus'로부터 분리되었다. 이 화합물은 라파 누이 섬에서 처음 발견되었다고 해서 '라파마이신'이라는 이름이 붙었다. 라파마이신 화합물은 임상적으로 장기이식에서 거부 반응을 조절하기 위한 면역 억제제(1999년 FDA 승인)로서 진행성 신장암 치료제, 혈관 성형술 후 관상 동맥 협착의 예방에 사용된다.[32]

이처럼 라파마이신은 암으로 인한 사망을 늦추는 것뿐만 아니라 노화 메커니즘을 지연함으로써 수명을 늘리는 것으로 나타났다. 라파마이신은 앞 장에서도 언급된 바 있는 mTOR의 신호 전달 경로를 억제함으로써 수명 연장 효과를 가지는 것으로 알려져 있는데, 지금까지는 효모, 선충류, 과실파리를 포함한 무척추동물에서만 그 효과가 확인되었을 뿐 포유류 종에 대해서도 수명 연장 효과가 있는지 여부는 알려지지 않았었다.[33] 하지만 2009년 〈네이처〉에 보고된 연구 결과를 보면, 600일된 수컷 생쥐 및 암컷 생쥐에게 라파마이신을 투여했을 때 이 약물이 mTOR 경로를 억제함에 따라 생쥐의 수명(중간값과 최대수명 값)을 연장할 수 있음이 확인되었다. 또한 추가 연구에서 270일 된 생쥐에게 라파마이신을 투여했을 때, 수컷과 암컷 모두 생존율(중간값)이 증가한 것으로 확인되었다.[34] 이 연구는 포유류의 수명에 대해 mTOR 신호전달이 어떤 역할을 하는지를 보여준 첫 번째 연구 결과일 뿐만 아니라 수명을 약리학적으로 연장시킬 수 있음을 보인 연구라는 점에서 의의가 있다.

마지막으로 '메트포르민Metformin'에 대해 알아보자. 메트포르민은 제2형 당뇨병 환자를 치료하기 위해 일반적으로 처방되는 약물로 간에서 생성된 포도당의 배출을 줄이는 작용을 한다. 간은 '포도당 신생합성gluconeogenesis' 과정을 거쳐 포도당을 만들어 내 생체에 원활한 포도당 공급이 이루어지도록 하는데, 이때 메트포르민은 간에서 미토콘드리아(포도당 생성 대사가 일어나는 장소)를 억제하여 포도당의 새로운 생합성을 억제한다. 그 결과로 세포의 에너지 상태에 변화가 나타나고, 포도당 생성이 더욱 더 어려워지는 것이다.

메트포르민은 '프랑스 라일락'으로도 알려져 있는 흰색, 파란색 또는 자주색 꽃이 피는 1미터 크기의 다년생 허브에서 유래된 물질이다. 이 식물에는 유기화합물 구아니딘guanidine이 풍부해 그것을 섭취한 동물에게 저혈당을 일으키는 것으로 알려져 있다. 2013년 〈네이처 커뮤니케이션스Nature Communications〉에 발표된 논문에 따르면, 중간 연령의 수컷 쥐에게 낮은 용량의 메트포르민(0.1퍼센트w/w)을 처방했을 때 쥐의 건강 수명과 총 수명을 모두 연장시키는 효과를 보인 반면, 높은 용량의 메트포르민(1퍼센트w/w)을 투여했을 때는 독성 효과를 나타냄을 보여주었다.[35]

메트포르민 치료는 칼로리 섭취량을 줄이지 않고도 체력 향상, 인슐린 감수성 증가 및 콜레스테롤 수치 감소와 같은 칼로리 제한의 이점을 모방하듯이 구현한다. 분자 수준에서, 메트포르민은 AMPK의 활성을 증가시키고 항산화제 보호를 증가시켜 산화 손상 축적 및 만성 염증을 감소시키는 것으로 확인되었다. 이러한 유익한 효과들이 개체의 건강 상태와 수명에 긍정적인 기여를 하는 것으로 생각된다.


**저칼로리 식이요법과 항노화**


일주기 리듬circadian rhythm, 즉 하루 주기의 생체 리듬이란 24시간을 주기로 생명체에서 관찰되는 세포 및 생리적 과정의 변화를 의미한다.* 수면, 신진대사, 호르몬 분비 같은 많은 생리적 과정은 이런 생체 리듬에 의해 조절되는 것으로 알려져 있는데, 우리의 맥락에서 중요한 점은 이러한 생체 리듬의 기능 장애가 여러 생리 장애뿐만 아니라 노화와도 관련되어 있다는 점이다. 그동안 노화와 일주기 생체 리듬 사이에 연관성이 있다는 주장은 줄곧 제안되어 왔지만, 과연 어떤 메커니즘으로 노화가 이 시계(생체 리듬)에 영향을 끼치는지에 대해서는 거의 알려지지 않았다.

칼로리 제한 같은 '식이 조절' 또한 효모에서 포유류에 이르기까지 다양한 종의 노화 관련 표현형을 개선하고 수명을 연장하는 것으로 알려졌지만, 이것이 생체 리듬에 어떠한 영향을 주는지는 분명하게 규명되지 못했다. 하지만 생물학 저널 〈셀〉에 실린 두 편의 논문들[36] 이에 대한 대답을 해주고 있다.

캘리포니아 어바인 주립대학의 파올로 사손-코르시Paolo Sassone-Corsi 연구팀은 생체 리듬과 노화 사이의 관계를 분자 및 대사 경로 수준에서 연구하기 위해 마우스의 전사체transcriptome** 를 분석했다. 그 결과 생체 리듬에 따라 주기적인 발현 패턴을 가지는 유전자들은 젊은 마우스에서 2626개, 그리고 늙은 마우스에서 1664개(나이와 상관없이 공통적으로 발현되는 유전자 1575개)인 것으로 관찰되었다. 흥미롭게도 생체 시계의 핵심을 이루는 유전자들의

---

* 이러한 생체 리듬의 주기성을 발견한 공로로 2017년 제프리 C. 홀Jeffrey C. Hall, 마이클 로스배시Michael Rosbash, 마이클 W. 영Michael W. Young이 노벨 생리의학상을 수상하기도 했다.
** DNA에서 전사되어 세포 내에 발현한 mRNA 전체.

발현은 늙은 마우스나 젊은 마우스나 차이가 없었다.

다음으로 연구자들은 쥐의 간에서 일주기 간 전사체circadian liver transcriptome를 분석하여 칼로리 제한 효과를 분석했는데, 흥미롭게도 칼로리 제한은 모든 마우스에서 생체 리듬 유전자의 수와 진폭을 증가시켰다. 즉, 24시간의 하루 중 밤과 낮을 구별하는데 관여하는 유전자들의 발현 정도가 급격히 증가한 것이다.

또한 생체 시계의 핵심 유전자와 생체 시계에 의해 제어되는 유전자의 발현은 칼로리 제한으로 크게 증폭되었다. 특히 연구자들은 칼로리 제한을 한 늙은 마우스에서 자가포식, mTOR의 신호 전달에 관여하는 공통적인 '일주기 유전자'들을 확인했는데, 이는 칼로리 제한이 노화의 과정에서 나타나는 '간 기능의 재구성'을 방지할 수 있음을 의미한다.[37] 간 기능의 재구성이란 DNA 손상 등 조직 특이적인 스트레스에 대한 반응으로 유전자들의 발현을 조절하는 과정을 의미한다.

일상 생활에서 일주기성이 무너진 채 생활을 하는 사람들이 많이 있다. 특히, 근무 여건상 밤에 일을 해야 하는 경우, 정상적인 일주기성과 관련된 유전자들의 발현에 큰 변화가 나타날 수밖에 없다. 이때 정상적인 유전자 발현도 일어나겠지만, 일주기성 변화로 인해 유전자 발현 패턴의 재구성이 진행되어 일반인과는 사뭇 다른 패턴을 보일 것이다. 위에서 설명한 늙은 마우스가 바로 야간 근무자들처럼 노화 과정에서 하루 주기성과 관련된 유전자들에 상당한 변형이 일어난 경우로, 본 연구는 이러한 변형이 저칼로리 식사를 통해서 정상화 가능하다는 것을 보여준다(그렇다고 야간 근무자에게 저칼로리 식사를 추천한다는 뜻은 전혀 아니다).

연구자들은 보완 연구를 통해 성체 줄기세포의 일주기 발현과 노화 사이의 상호관계를 탐구했다.[38] 앞 장에서도 자세히 다루었 듯이, 성체 줄기세포는 노화를 거치면서 그 기능이 저하되고 수치 또한 감소하는데, 이것을 '줄기세포 고갈'이라고 한다. 이전 연구들에 따르면 생체 시계는 표피 줄기세포의 항상성을 섬세하게 조절한다. 즉, 성체 줄기세포는 24시간을 주기로 유전자들의 발현 빈도와 시기를 조절함으로써 항상성을 유지하는데, 노화 과정에서는 그 규칙적 리듬이 깨지는 것으로 보인다.

또한 연구자들은 젊은 줄기세포에서는 발현되지 않던 유전자들이 노화된 줄기세포에서 일주기로 발현된다는 사실을 발견했다. 젊은 줄기세포에서는 항상성 유지와 관련이 있는 유전자들만이 일주기성을 갖고 발현하는 반면, 노화된 줄기세포에서는 항상성 유지뿐만 아니라 DNA 손상, 염증 등과 관련된 유전자들도 일주기성을 갖고 발현한다. 즉, 노화 줄기세포에서는 세포 손상에 의한 비정상적인 유전자 발현을 포함한 새로운 유전자의 발현이 일주기성을 보이는 것이다.

이때 칼로리 제한은 성인 줄기세포의 생체 주기적인 항상성을 복원 및 유지시킨다(그림1). 실제로 칼로리 제한은 생체 시계를 젊어지도록 만드는 강력한 도구로서, 조직의 노화를 방지하고, 줄기세포들의 유전자 발현 일주기의 (노화 상태로의) 재구성을 방지한다.

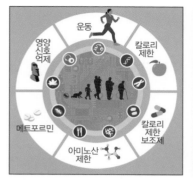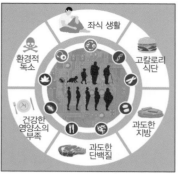

**그림1** (왼쪽) 건강하게 살면서, 노화를 늦추기 위하여 할 수 있는 것들, (오른쪽) 생활방식이 노화에 미치는 요인들.[39] 고칼로리, 고지방 및 고단백질 식품으로 구성된 식사 그리고 오래 앉아 있는 것도 노화를 촉진하는 요인으로 생각된다. 칼로리 제한과 함께 운동을 해야 노화를 늦추며 건강하게 살아갈 수 있다.

앞 장에서도 계속 언급된 NAD+ 의존적 히스톤 탈아세틸화 효소인 'SIRT1'의 대사 경로를 밝힌 연구도 있다.[40] 메사추세츠 공과대학의 레너드 구아렌트Leonard Guarente는 SIRT1 효소가 세포의 에너지 수준을 감지하는 센서로 작동한다는 결과를 보고하며, 일주기 리듬과 노화의 상관관계에 SIRT1 효소가 어떻게 작용하는지를 연구했다. SIRT1은 세포가 소비하는 영양소의 양에 의해 조절되는데, 칼로리를 제한하면 SIRT1 센서의 작동이 민감해지면서 노화 작용을 수반하는 재구성을 방지하는 등, 노화의 예방에 유익한 기여를 하는 것으로 생각된다. 또한 이 효소는 산화나 전자기파 유발 등 스트레스에 대한 세포의 저항성을 향상시키는데 도움을 주며, 염증 반응 및 당뇨병과도 관련이 있는 것으로 알려져 있다.

이번 장에서는 노화와 관련된 최신 연구와 원인들, 그리고 치료제 개발과 관련된 이야기들을 살펴보았다. 아마도 여러분들은 이제 "그래서 뭘 해야 하지?"라고 묻고 싶을 것이다. 나는 이렇게 대답한다. 우리가 모두 알고 있듯이, 오랫동안 앉아만 있지 말고 틈틈이 운동(걷기를 포함)을 하자. 그리고 가능한 수준에서 과도한 영양 섭취를 줄이고, 저칼로리 식단에 도전해보자. 특히, 가격 대비 효과가 가장 높다고 생각되는 방법은 다양한 종류의 유산균을 먹는 것인데(1-4장에서 언급한 장내 미생물과 수명의 관계를 생각하면), 예를 들어서 과립형 유산균을 먹었다면 유산균의 먹이가 될 수 있는 섬유소 또한 반드시 섭취할 것을 권유한다. 장내 미생물의 다양성을 유지하는 것 또한 중요하므로, 가능하다면 몇 가지 회사 제품들을 번갈아 가면서 섭취하는 편이 좋다는 것을 잊지 말길 바란다.

노화 방지와 관련된 유인성 광고들을 많이 보게 된다. 이들은 '줄기세포' 또는 '텔로머라아제' 같은 특정 요인만을 강조하기도 하고, 몇 가지 음식이나 식품에 한정해서 노화 방지법을 소개하기도 한다. 하지만, 이번 장에서도 알 수 있듯이, 노화는 아홉 가지의 원인들이 서로 맞물려 있는 복잡한 현상이다. 그저 편향된 광고들이 강조하는 몇몇 약물이나 치료에 현혹되지 말고, 각자의 일상생활에서 올바른 습관들(꾸준한 운동, 장시간 앉기 금지, 저칼로리 식사, 일정한 일주기성 유지를 위한 생활습관, 다양한 유산균 섭취 등등)을 갖추기 위해 노력하는 것이 더 건강하게 늙어가는 (너무도 뻔한) 비결이 되지 않을까 생각한다.

# 4 장

# 더 건강한 삶을 위해

# 왜 운동을 하면 건강해지는가

우리는 병을 치료하는 것만큼이나 병에 걸리지 않는 것에도 관심이 많다. 정확히 말하면 우리는 우리 자신이나 지인이 어떤 병에 걸리기 전까지는 병 자체에 대해서는 특별히 관심을 두지 않으며, 오히려 병을 피하고 오랫동안 건강을 유지할 수 있는 방법에 대한 정보를 더 많이 찾는다. 그에 따라 우리는 직사광선을 피하고 적정 체중을 유지하려 하며 비타민과 미네랄이 많이 함유된 식품을 섭취한다. 의학자들 또한 병을 고치는 것을 넘어서 처음부터 병에 걸리지 않는 방안을 오랫동안 연구해왔으며, 이에 따라 건강의 보존과 증진을 주로 연구하는 의학 분과인 '예방의학 preventive medicine'이 생겨나기도 했다.

병을 피하는 방법 중 가장 많이 추천되는 것이 바로 운동이다. 아마도 사람들이 가장 실천하기 꺼리는 방법도 운동일지 모르겠다. 이와 동시에, 운동이 왜 건강에 좋은지를 설명할 수 있는 사람도 별로 많지 않을 것으로 생각된다. 왜 운동을 하면 건강해진다고 할까? 다량의 근육이 어떤 면에서 건강에 이로운 것일까? 왜 걸레질을 하는 것은 운동이 아니지만 덤벨을 수차례 들었다 내리는 것은 운동이 될까? 물론 운동을 하면 체중이 감소하는 효과가 있어 비만과 관련된 질환을 예방하는 데 도움이 된다고 말하는 사람도 있을 것이다. 이는 분명 사실이지만, 운동의 효과는 단순히 체중 감소에만 그치는 것은 아니다. 또한 앞으로 설명하겠지만 체중이 적게 나간다고 반드시 건강에 문제가 없는 것도 아니다. 이번 장에서는 운동이 신체 건강 및 정신 건강에 미치는 영향을 알아보고 그와 관련해 어떤 연구들이 진행되고 있는지 이야기하고자 한다. 여기서 더 나아가 왜 운동의 효과는 사람마다 다르게 나타나는지, 왜 어떤 사람은 다른 사람보다 더 쉽게 살이 찌는지 등 신체 조절과 관련해 일반인들이 궁금해하는 사항에 대해서도 답할 것이다.

**운동이 똑같은 효과 내지 않는 이유는?**

운동은 당연히 건강에 좋다. 우리가 운동을 하면 신체 거의 대부분의 조직이 그에 적응하게 되는데, 그렇게 적응하는 과정에서 신체 내에서는 대사 활동이 향상되는 효과가 나타난다. 간단한 예로, 중간 정도의 강도로 한 번만 운동을 하더라도 그 운동은 우리 몸 안의 포도당 대사에 큰 영향을 주게 되며 당뇨병 예방 및 완화에 도움을 준다. 3-2장에서도 설명했듯이, 우리가 흔히 알고 있는 당뇨병인 제2형 당뇨병은 인슐린에 대한 민감성이 떨어져 혈중 포도당 농도가 오랫동안 높은 상태를 유지하게 되는 병이다(제1형 당뇨병은 유전적 소인으로 인해 인슐린 자체를 충분히 생산하지 못하는 병이다). 따라서 제2형 당뇨병 환자의 경우에는 혈당을 낮추기 위해 더 많은 인슐린을 필요로 하게 된다. 그런데 우리가 운동을 하면 골격근이 인슐린에 더 민감하게 반응하게 되므로 혈중 인슐린 농도도 적절한 수준으로 유지할 수 있다. 즉, 운동의 결과로 인슐린에 더 민감해진다는 것은 당뇨 증상과는 더욱 멀어지는 것을 의미하며, 그만큼 건강해진다는 것을 의미한다.

운동이 구체적으로 어떤 과정을 통해 신체의 대사 활동에 유익한 영향을 주는지 알아본 연구는 없을까? 미국 오하이오 주립대학의 크리스틴 스탠포드Kristin Stanford 연구팀이 〈셀 대사Cell Metabolism〉 저널을 통해 2018년에 발표한 다음 연구[1]는 운동의 효과에 대한 한 가지 가설을 제시한다. 연구진은 운동을 하면 세포 조직에서 어떤 인자들이 배출되고 이들이 혈액을 통해 순환하면서 건강에 이로움을 준다는 가설을 세웠고, 이 가설을 증명하기 위하여 지질에 대한 정밀한 분석을 실시했다. 그 결과 연구진은 운동에 의해 12,13-diHOME이라는 지질의 혈중 농도가 뚜렷하게 증가하는 것을 관찰했다. 이 지질은 '리포카인lipokines'이라고 불리는 호르몬 중 하나인데, 리포카인은 혈액을 통해 간과 근육 사이를 순환하며 인슐린에 대한 민감성을 증진시키고 간에 지방이 축적되는 것을 막는 등 지방을 제어하는 역할을 한다. 마우스를 이용한 추가 실험에서 12,13-diHOME 리포카인은 갈색지방조직brown adipose tissue에서 분비되어 운동의 신진대사 효과를 조절하는 것으로 확인되었다. 갈색지방조직은 우리 몸에 소량만 존재하는 지방세포로 지방을 태워 열을 발생시킴으로써 체온 유지에 도움을 주는 것으로 알려져 있다. 12,13-diHOME은 갈색지방조직에서 분비되는 것으로 확인된 첫 번째 호르몬이다.

마찬가지로 건강한 실험참여자들의 혈액에서 운동 이전과 운동 직후, 그리고 운동 3시간 후의 지방 수준을 측정 분석한 결과에서는, 운동 직후 12,13-diHOME의 농도가 놀라울 정도로 증가한다는 것이 확인되었다. 특히 건강한 사람일수록 운동 후 휴식 중에 그 농도가 더 많이 증가했다. 이런 결과는 쥐를 이용한 실험에서도 확인할 수 있었다. 같은 지질을 투여한 이후 쥐와 쥐의 근육세포에 나타나는 변화를 관찰한 실험에서 12,13-diHOME은 지방산을 연료로 사용하게 만드는 신호 역할을 하는 것으로 나타났다.

운동을 할 때뿐만 아니라 추위에 의해 몸의 체온이 낮아진 경우에도 혈중 12,13-diHOME의 혈중 농도가 급격히 높아진다. 추위에서 이 특정한 지질의 생성이 촉진되는 것과 그 영향에 대해서는 같은 연구진이 2017년 〈네이처 의학〉에 다른 논문으로 발표했다.[2] 본 연구를 통해 추위에 노출되면 갈색지방조직에서

12,13-diHOME이 분비되어 신체에 유익한 신진대사 효과를 제공한다는 것이 확인되었다.

위의 연구 결과를 종합해보면, 운동의 효과는 우리가 운동을 하거나 또는 추위에 떨 때 갈색지방조직에서 분비되는 12,13-diHOME이라는 지질이 지방을 태울 수 있도록 만드는 것으로 볼 수 있다. 그리고 이 지질의 분비 정도가 사람마다 다르기 때문에 운동의 효과 또한 사람마다 다른 것으로 이해된다. 이처럼 운동이 신체에 어떤 효과를 가지는지에 대한 연구 결과가 충분히 축적되면 대사성 질환의 퇴치 방법에 대해서도 더 잘 이해할 수 있을 것이다.


**뇌 건강을 위해 다리 운동을 하라!**

2018년 5월 〈신경과학의 프런티어*Frontiers in Neuroscience*〉에서는 흥미로운 연구가 하나 발표되었다.[3] 뇌와 신경계의 건강이 다리 근육과 관련이 있다는 것이다. 이탈리아 밀라노 대학의 라파엘라 아다미Raffaella Adami 연구팀에 따르면 뇌 건강은 신체의 큰 다리 근육이 뇌에 전달하는 신호와 뇌에서 근육으로 전달되는 신호에 달려 있다고 한다.

연구진은 쥐들이 28일 동안 앞다리만 사용할 수 있고 커다란 다리 근육이 있는 뒷다리는 사용하지 못하도록 제한하는 실험을 진행했다. 쥐들은 정상적인 식사와 털 손질을 할 수 있었고, 스트레스 반응도 보이지 않았다. 실험의 마지막에 연구자들은 쥐의 뇌 심실 영역을 조사했는데, 이 영역은 신경세포의 건강을 유지하는 역할을 하는 장소인 동시에 신경줄기세포가 새로운 신경세포를 생성하는 장소이기도 하다. 조사 결과 뒷다리 운동이 제한된 쥐들에서는 운동이 가능했던 대조군에 비해 신경줄기세포의 수가 70퍼센트 정도 줄어들었다. 또한 신경세포인 뉴런을 비롯해 뉴런을 보호하고 뉴런의 기능을 보조하는 신경세포인 희소돌기아교세포oligodendrocyte의 경우도 운동이 제한된 쥐들에서는 완전히 성숙되지 않는 것으로 확인되었다.

이 연구 결과에서도 볼 수 있듯이, 체중이 실리는 큰 다리 근육 운동은 건강한 신경세포의 생성에 필요한 신호를 뇌로 보낸다. 따라서 이 운동이 제한되면 새로운 신경세포를 만드는 것이 어려워진다. 다시 말해, 뇌와 신경계 전반의 건강을 뜻하는 '신경학적인 건강'이란 단순히 뇌가 근육에게 힘을 쓰도록 내리는 일방적인 명령이 원활하다는 것을 넘어서, 근육 운동에서 시작된 신호가 뇌에 전달되어 뇌가 활발하게 발달하도록 만드는 것까지 포함한다고 이해할 수 있다.

이런 결과는 왜 운동신경 장애, 다발성 경화증, 척수성 근위축증 및 기타 신경계 질환을 앓는 환자들이 운동이 제한될 때 급격히 예후가 나빠지는지 설명한다. 더 흔히 볼 수 있는 사례로, 심한 치매 증상까지는 보이지 않았던 노인이 다른 병으로 입원해 침대에만 누워 있고 거동을 못할 때 치매가 더 심해지는 현상이 있다. 이 경우가 바로 위에서 설명한 다리 근육 운동을 통해 뇌로 전달되어야 할 신호에 문제가 생기는 경우라고 볼 수 있다.

비슷하지만 조금은 다른 실험 결과가 있다. 2011년, 2013년, 2015년 미국 전역에서 성인 120만 명을 대상으로 실시한 "질병 관리 및 행동 위험요인 감시 시스템Disease Control and Prevention Behavioral Risk Factors Surveillance System" 설문조사의 데이터를 분석한 결과[4]에 따르면, 운동이 정신건강을 향상시키는 데 관련되는 것은 분명하지만 운동을 많이 한다고 해서 정신건강이 꼭 더 좋아지는 것은 아니라고 한다. 연구진에 따르면 정신건강의 증진에 가장 큰 효과를 보기 위해서는 운동을 한 번에 45분씩, 일주일에 3~5회 하는 것이 가장 좋다고 한다. 이전에는 운동을 많이 할수록 정신건강도 그에 비례하여 좋아진다고 생각했지만, 한 달에 23일 이상 운동을 하는 경우나 한 번에 90분 이상 운동하는 경우 오히려 정신건강이 나빠지는 것으로 관찰되었다. 하지만 어쨌든 운동을 하는 것이 운동을 전혀 하지 않는 것보다는 정신건강에 더 좋다. 운동을 하지 않은 사람들은 한 달에 3.4일 정도 정신건강이 안 좋다는 느낌(예를 들어 우울증이나 외로움 등)을 경험했다면, 운동을 한 사람들은 그런 날이 2.0일로 운동을 전혀 하지 않는 사람들에 비해 43.2퍼센트 적은 것으로 나타났다. 그러면 운동의 종류도 영향을 줄까? 어떤 운동을 할 때 정신건강이 안 좋은 날이 줄어드는지 살펴봤더니, 팀 스포츠(22.3퍼센트), 사이클링(21.6퍼센트), 에어로빅과 헬스(20.1퍼센트)가 가장 큰 효과를 보여주는 것으로 나타났다. 이런 조사결과는 팀 스포츠가 정신건강 부담을 낮춰주어 사회적 고립감과 우울증을 줄이는 데 도움을 줄 수 있음을 시사한다.

## 근육 성장과 근지구력의 상관 관계

운동의 효과와 관련된 또 다른 흥미로운 연구를 살펴보자. 많은 사람이 건강을 위해 여러 가지 운동을 시도한다. 하지만 그런 사람들 중에는 원하는 만큼의 성과를 내지 못하는 경우를 종종 볼 수 있다. 게으름을 피우는 것도 아니고 부지런히 운동을 하지만 동료들에 비해 근육이 잘 늘지 않는 것이다. 같은 운동을 같은 양으로 해도 사람마다 결과에 차이가 나타나는 이유는 과연 무엇일까?

미국 조슬린 당뇨센터Joslin Diabetes Center의 새라 레서드Sarah Lessard 연구팀은 2018년 8월 〈네이처 커뮤니케이션스〉를 통해 근육의 성장 또는 근지구력의 향상을 조절하는 분자 스위치를 발견했음을 보였다.[5] 어떤 사람은 유산소 운동과 근력 트레이닝에 잘 반응하지만, 다른 사람은 그중 하나에만 잘 반응하고, 때로는 둘 다에 잘 반응하지는 않는 경우도 있는데, 이처럼 운동의 효과에 개인차가 있는 이유는 운동으로 활성화되는 생물학적 경로가 개인별로 차이가 있기 때문인 것으로 밝혀졌다.

래서드 연구팀은 실험 동물과 인간을 연구해 JNKc-Jun N-terminal kinase라는 단백질이 운동 반응과 관련되어 있다는 것을 발견했는데, 운동 중에 JNK 단백질이 활성화되면 근육의 성장이 유도되는 것으로 나타났으며, JNK가 비활성화되면 근육의 지구력과 유산소 운동 능력이 향상되는 것으로 나타났다.

연구자들은 근육에서 JNK 단백질을 생산하지 못하도록 JNK 유전자의 기능을 없앤 유전자 변형 쥐를 이용해 연구를 수행했다. JNK 유전자 기능을 없앤 쥐는 완벽하게 건강했으며 그 행동이 정상적인 쥐와 매우 흡사했고 밤에 수킬로미터를 뛰는 것으로 관찰되었다. 정상 쥐들과 함께 쳇바퀴를 달리는 훈련을 할 때, JNK 기능을 없앤 쥐는 유산소 운동 능력이 정상 쥐들보다 훨씬 높았고 혈관의 형성 수준도 높았으며 지구력에 관여하는 근육 섬유 유형도 많았다. 반면, 쥐의 근육 성장을 촉진하는 실험에서는 정상 쥐의 경우 근육량이 두 배로 늘어났지만, JNK 기능을 없앤 쥐는 근육량이 거의 늘지 않았다. 즉, JNK 유전자의 스위치가 켜져 있으면 근육이 성장하고, 이 스위치가 꺼지면 근육의 지구력이 생기는 것이다.

그렇다면 이런 결과가 사람에게도 동일하게 적용될까? 이를 확인하기 위해 래서드 연구팀은 오스트레일리아 본드 대학의 연구진과 함께 건강한 사람들을 대상으로 JNK 유전자의 기능을 확인하는 실험을 수행했다. 이들의 연구 결과에 따르면 쥐를 대상으로 수행한 연구에서 확인한 결과가 사람에게도 동일하게 나타난다. 다리의 근력 운동(다리를 이용하여 무게를 들어올리는 운동)을 수행한 사람들은 운동을 하는 동안에 근육에서 JNK 유전자가 크게 활성화된 것으로 나타났지만, 이와는 대조적으로 사이클링(근지구력 운동)을 수행한 실험참여자들의 경우에는 근육에서 JNK 유전자가 활성화되지 않았다. 즉, 근력 운동을 하면 JNK 유전자가 활성화되고, 근지구력 운동을 수행하면 JNK 유전자가 활성화되지 않는 것을 확인한 것이다.

그런데 근지구력 운동을 한 실험참여자들 가운데 상당수가 다리 근육 일부에서 JNK 유전자가 활성화되는 것을 관찰할 수 있었는데, 이는 근지구력 적응을 방해할 수 있다. 이 결과는 실제로 많은 사람들이 왜 근지구력 운동에 잘 반응하지 못하는지를 설명하는 분자 수준의 근거가 될 수 있다. 즉, 근육량의 증가가 필요한 단거리 선수들의 경우는 JNK 유전자가 활성화되어야 좋은 성과를 얻을 수 있으며, 근지구력이 필요한 마라톤 선수들의 경우는 JNK 유전자가 비활성화되어야 좋은 성과를 얻을 수 있는 것이다.


**운동은 비만인의 혈액 속 염증을 줄여준다**


운동은 건강한 사람들뿐 아니라 비만인에게도 좋은 영향을 준다고 알려져 있다. 그렇다면 운동은 구체적으로 비만인들에게 어떤 변화를 일으키는 것일까?

비만은 세계 인구의 약 3분의 1의 건강을 위협하고 있다. 흔히 소비하는 에너지보다 섭취하는 에너지가 더 많을 때, 즉 에너지 섭취의 불균형이 비만의 원인으로 알려져 있다. 많은 경우에 비만은 비만 자체가 문제라기보다는 그와 관련된 합병증이 더 큰 문제들을 일으킨다. 일반적으로 비만은 당뇨병(제2형 당뇨)과 고지혈증의 가능성을 증가시키며, 또한 심혈관계 질환의 발병 위험을 크게 높인다. 비만과 관련된 많은 건강 문제는 대부분 만성 염증의 결과로 알려져 있다.

염증은 신체에 침입한 외부 물질들의 위험에 대한 면역 반응의 결과로 나타나는 자연스러운 현상이다. 하지만 비만인에게 나타나는 장기적인 염증 반응은 자가면역질환처럼 건강한 조직의 손상을 초래할 수 있기 때문에 건강에 해로운 영향을 끼친다. 비만으로 생성된 과도한 지방세포 조직에 단핵구와 대식세포와 같은 염증 유발 면역세포들이 침투하면 장기적인 염증을 유도하며 대사성 장애를 일으키기도 한다. 염증을 유발하는 면역세포들은 (다른 종류의 면역세포들과 함께) 체내의 줄기세포에서 형성되는데, 일리노이 대학의 그레이스 니미로Grace Niemiro 등이 수행한 연구 결과에 따르면[6], 운동을 하면 염증을 일으키는 면역세포의 생성과 관련된 줄기세포의 수가 줄어들며 결과적으로 혈액의 특성이 바뀌어 염증도 줄어드는 것으로 확인되었다. 이 연구 결과는 운동이 비만인들의 건강을 어떤 방식으로 개선하는지를 설명할 수 있는 근거를 제공한다고 하겠다.

비만과 관련된 또 다른 연구 결과들을 살펴보자. 2017년 미시건 대학의 더글러스 반 펠트Douglas Van Pelt 연구팀이 발표한 일련의 연구 결과는 비만과 인슐린 저항성 사이의 상관관계에 새로운 시사점을 던져주었다.[7] 인슐린 저항성이란 인슐린의 기능이 약화되어 세포가 혈당을 제대로 분해하지 못하는 것으로, 그전에는 인슐린 저항성이 당뇨병 및 다른 만성질환의 원인으로 여겨졌으며 대부분의 비만인 또한 인슐린 저항성을 나타내는 것으로 생각되었다. 하지만 이번 연구에 참가한 30명의 비만인 중 3분의 1이 인슐린 저항성을 나타내지 않았으며, 그에 따라 대사 장애를 겪는 정도도 덜 하고 사망률은 건강한 성인과 비슷한 수준이었다. 이런 결과는 "어떤 유형의 비만인은 다른 유형의 비만인에 비해 상대적으로 더 건강하지 않을까?"라는 물음을 제기한다.

그런데 위에서 설명한 인슐린 저항성이 나타나지 않은 비만인들은 지방조직의 분해 속도가 현저히 떨어지며, 또한 지방 분해 단백질의 양은 현저히 적고 지방 축적에 관여하는 단백질의 양은 많은 것으로 확인되었다. 이해가 되는가? 흔히 생각하는 것과는 반대의 결과가 아닌가? 지방을 축적하는 단백질이 증가하고 지방을 분해하는 단백질이 줄어들었다면, 그만큼 지방 축적이 많아지고 건강은 나빠져야 하는 것이 아닐까? 상식적으로 생각해보면 말이다.

이에 대한 답을 얻고자 반 펠트 연구팀은 추가 연구를 수행했다.[8] 연구진은 비만인을 두 그룹으로 나누어, 한 그룹은 유산소 운동을 수행하게 하고 다른 그룹은 운동을 하지 않도록 한 후에 그들의 지방조직을 검사했다. 그 결과, 운동을 수행한 이들의 지방조직에서는 새로운 혈관이 생성되었으며, 특히 정기적으로 운동을 한 사람들에게서는 더 많은 혈관이 생성됨을 관찰할 수 있었다. 이러한 결과에서 연구진은 흥미로운 결론을 도출했다.

어쩌면 우리는 그동안 지방세포(조직)에 대한 큰 편견을 가지고 있었던 것일지도 모른다. 지방은 단지 몸으로 유입된 과다한 에너지를 축적하기 위한 것일 뿐, 그것 자체로는 문제가 되지는 않는다. 다만, 남은 에너지를 안전한 곳에 잘 저장하는 것이 중요한 문제다. 몸무게가 증가할 때 과도한 에너지는 지방세포에 축적되기 때문에 지방세포들의 양이 증가한다. 그런데 이때 새로운 혈관이 생성되지 않는다면 이 지방세포와 조직들은 빠르게 괴사(분해)된다. 새롭게 생성된 혈관은 지방세포에 적절한 영양분을 공급하여 지방조직이 안정적으로 유지될 수 있는 환경을 만들기 때문이다.

반면에 제대로 영양을 공급받지 못해 지방세포가 괴사하면 여기서 지방산들이 방출되는데, 이렇게 방출된 지방산들은 다른 조직 세포들에 흡수된다. 지방 조직의 분해가 많이 일어날수록 다른 조직에 흡수, 축적되는 지방산의 양은 증가하며, 이것이 궁극적으로 다른 조직과 장기에 유해한 수준까지 축적되면 인슐린 저항성과 심혈관 질환을 유발할 수 있다. 또한, 이 과정에서 지방조직 안으로 유입되는 섬유화 세포들의 양도 늘어나게 되는데, 그 결과 지방조직은 점점 더 경화되어(딱딱해지고) 염증 반응을 유발할 수 있다.

지금까지 우리는 지방에 대한 이해 부족으로 인해 만성적인 비만 문제를 무조건 지방의 탓으로만 돌린 듯하다. 지방은 과도하게 유입된 에너지를 축적하는 조직일 뿐 지방 그 자체는 죄가 없다. 다만, 그 지방을 둘러싼 환경을 건강하게 만들지 못한 사람들의 게으름이 문제일 뿐이다.


**날씬하면 건강한 걸까?**


비만에 대한 경계의식도 커지면서, 미용의 관점에서 날씬한 몸매를 유지하기 위해 많은 사람이 일상적으로 다이어트를 수행하고 있다. 그러나 날씬함은 신진대사의 관점에서 건강한 것으로 볼 수 있을까?

정상 체중의 성인 중 20퍼센트는 정상 체중임에도 불구하고 대사적으로는 건강하지 못하다고 한다. 이들은 정상 체중이고 신진대사가 건강한 사람들과 비교하여 심혈관계 질환 위험성과 사망 위험성이 3배 이상 높다. 이런 위험도는 대사적으로 건강한 비만인들과 비교해봐도 높은 수치다(대사적으로 건강한 비만인들은 대사적으로 건강한 정상 체중인보다 최대 25퍼센트 높은 심혈관계 질환과 사망 위험성을 지닌다).

2017년 독일 튀빙겐 대학의 노르베르트 슈테판Norbert Stefan 등이 〈셀 대사〉에 발표한 논문에 의하면[9], 체질량지수BMI를 기준으로 볼 때 정상 체중의 범위에 드는 사람의 경우는 모든 종류의 사망 위험성과 심혈관 대사질환의 위험성이 감소하는 것으로 알려져 있지만, 정상 체중의 범위에 들더라도 대사 관점에서 건강하지 못한 사람들의 경우에는 그 위험성이 대단히 높은 것으로 확인되었다.

슈테판 연구팀은 981명의 성인을 대상으로 조사를 진행해 대사질환 증후군 위험인자가 2 미만인 사람들을 '대사적으로 건강하다'고 정의 내렸는데, 이 기준에 따르면 마른 사람들의 18퍼센트는 대사적으로 건강하지 못한 것으로 확인되었다. 이 수치는 대사 건강과 심혈관 질환 및 사망률 간의 관계를 조사한 대규모 연구에서 확인된 수치와 완벽히 일치한다.

논문에 따르면, 연구자들은 자기공명영상 및 자기공명분광기를 이용해 간에서의 체지방 질량과 지방의 분포, 지방의 축적, 그리고 인슐린 분비와 민감성 등을 매우 정밀하게 측정했다. 이들의 연구 결과를 보면, 가장 중요한 대사 위험 결정 인자는 마른 사람들의 경우에 '다리의 낮은 지방 질량'이었고, 비만인의 경우에는 '비알콜성 지방간 질환과 복강 내 지방량 증가'로 확인되었다. 일반인들의 대사 위험을 결정하기 위해서 사용된 변수들인 혈당 증가, 이상지질혈증, 고혈압 등은 높은 피하복부지방 질량, 내장비만 또는 지방간 등과 관련이 있는 것으로 알려져 있다. 하지만 마른 사람들의 경우에는 이러한 요인들보다는 다리의 낮은 지방량이 대사 위험에 상대적으로 더 관련이 있다는 것이다.

신약 개발의 관점에서 생각해보면, 이 결과는 앞으로 임상시험에서 비만인 사람들과 정상 몸무게를 지닌 대사 환자들을 분리해서 다루어야 할 필요가 있음을 시사한다. 질환 환자군의 표적을 더 정확히 설정해야 환자들의 개인차가 반영된 좀 더 효과적인 신약을 개발할 수 있기 때문이다. 또한 이 결과들은 대사적으로 건강하지 못한 마른 체형의 사람들을 위하여 지방조직의 증가를 목적으로 하는 약물 개발이 필요하다는 점도 알려준다. 이러한 약물은 일부 비만 치료에도 도움이 될 수 있을 것으로 보인다. 관련된 연구가 좀 더 진행되면 날씬함이 비만보다 무조건 건강에 좋다는 암묵적인 상식도 점차 사라질 것이다.

**2**                    **노안을 늦추는 스마트한 치료법들**


노안presbyopia은 근거리에 있는 책이나 문서 또는 스마트폰을 보면서 눈이 쉽게 초점을 맞추지 못하는 증상이다. 노안은 보통 45세 전후의 나이에 찾아오는 것으로 알려져 있는데(개인차는 있다), 이 때문에 미간을 찌푸리거나 눈을 비비다가, 혹은 창 밖을 잠시 바라보다가 자신이 늙어가고 있다는 생각에 간혹 우울함을 느끼는 경우도 있다. 그런데 예전에는 주로 40대에 접어든 이후에야 노안이 찾아온 반면, 요즘은 스마트폰 등의 영향으로 노안이 시작되는 연령이 점점 더 낮아져서 30대에 노안을 경험하는 경우도 있다고 한다.[10]

노안 때문에 책을 읽기 힘들어지거나 문서 등을 확인하고 처리하는 속도가 평소와 다르게 점점 느려지면 물리적인 불편함뿐만 아니라 심리적인 위축감마저 들게 되는 것이 사실이다. 흰머리나 탈모, 주름살처럼 노안 또한 "내가 이렇게 늙어가는구나"를 생생하게 느낄 수 있는 증상 중 하나다. 노안은 왜 생기는 것일까? 돋보기 안경을 쓰는 것 대신 지금보다 쉽고 편하게 노안을 치료할 수 있는 방법은 없을까?

## 눈의 구조와 상맺힘의 과정

먼저 눈의 구조와 상맺힘의 과정을 천천히 살펴보도록 하자. **그림 1의 (a)**에 눈의 구조를 나타냈다. 여기서 외부에 있는 피사체가 대뇌로 인식되는 과정을 살펴보면, 먼저 피사체의 빛(자극)이 각막을 통해서 들어오고 이 빛은 볼록렌즈처럼 생긴 수정체 렌즈에서 굴절된 뒤 눈 속을 채우고 있는 유리체라는 투명 물질을 통과해 망막에 물체의 형상으로 맺히게 된다. 망막에는 시각세포가 있어서 빛을 자극으로 느끼게 되며, 이 자극이 시신경을 통해서 최종적으로 대뇌에 전달되면 물체를 인식할 수 있다. 멀리 있는 물체를 볼 때는 수정체(볼록렌즈)가 얇아지고(**그림 1(b)**), 이와 반대로 가까이 있는 물체를 볼 때에는 수정체(볼록렌즈)의 두께가 두꺼워지면서(**그림 1(c)**) 빛의 굴절을 조절해 물체의 상이 망막에 정확히 맺히도록 한다.

이때 노안은 근거리의 물체를 보기 어려운 상태로("책을 읽기가 어렵다"), 수정체가 두꺼워지는 변형이 쉽게 조절되지 않기 때문에 발생하는 현상(또는 그와 유사한 다른 원인의 결과)으로 알려져 있다. 정

**(a)**

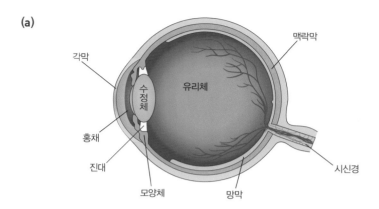

각막
수정체
유리체
맥락막
홍채
진대
모양체
망막
시신경

**(b)** 멀리 볼 때

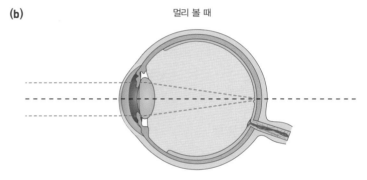

**(c)** 가까이 볼 때

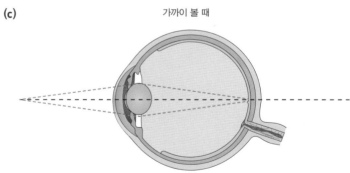

**그림1** (a) 눈의 구조, (b) 원거리를 볼 때와 (c) 근거리를 볼 때 나타나는 수정체의 변화

상적인 경우와 달리 노안이 오면 수정체의 탄성력 저하 (또는 모양체 근육의 유연성 약화)의 결과로 빛의 굴절률이 충분치 못해 피사체의 상이 망막에 정확히 맺히지 않고, 이 때문에 물체를 또렷이 인식하기 어려운 것이다.

## 노안의 원인들

질병의 원인을 알아야 그 원인을 극복할 수 있는 치료 약물을 만들 수 있으니, 우선 노안의 원인에 관한 지금까지의 연구들을 살펴보자. 이를 위해서는 먼저 눈의 초점을 맞출 때 수정체 렌즈의 두께를 조절하는 방법에는 과연 어떤 것들이 있는지 살펴봐야 할 것 같다. 이에 대해 몇 가지 이론이 제시되었는데, 그중에서도 실험 결과에 보다 부합하는 이론이 있기 마련이다. 하지만 우리는 전문가가 아니기에 여기서는 상대적으로 쉽게 이해할 수 있는 '헬름홀츠Helmholtz 이론'에 대해서만 소개하도록 한다.

앞의 **그림1 (a)**에서 눈의 구조를 살펴보면, 수정체 렌즈는 '모양체'라고 하는 근육과 진대(또는 섬모체띠zonules)를 통해서 연결되어 있다. 헬름홀츠 이론에 따르면, 먼 거리에 있는 물체를 바라볼 때는 근육의 긴장이 없으며 수정체는 평평한 상태로 유지된다. 하지만 근거리의 물체를 보기 위해서 수정체의 변형이 필요하게 되면 모양체의 근육을 수축함으로써 진대의 장력을 감소시키고 수정체의 곡률을 변화시키는데, 그 결과로 포커싱 파워focusing power가 증가하게 된다.[11] 다른 이론에서는 다른 방식의 가설을 통해서 설명하기도 하지만, 수정체 렌즈의 모양 변화를 위해서 모양체와 진대가 역할을 해야 한다는 측면에서는 대부분의 이론이 의견을 같이 하기 때문에 더욱 깊숙이 들어가지는 않겠다. 하지만 눈의 초점을 맞추기 위해 수정체 렌즈는 정확히 어떤 방식으로 그 두께를 자유롭게 변화시키는지에 관한 정확한 최종 결론은 아직 나와 있지 않다. 마찬가지로, 노안에서 나타나는 안구 조절 능력 저하의 정확한 원인에 대해서도 의료계가 모두 수긍할 만큼 일관된 설명은 나와 있지 않다. 하지만 지금까지 나온 여러 가지 연구 결과들을 종합해보면 대략 세 가지의 가능성에 대한 의견이 대다수를 차지하는 것 같다.

첫 번째는 수정체 자체의 노화다. 좀 더 정확하게 말하면 수정체 피막(수정체를 싸고 있는 껍데기 층)의 유연성이 떨어지는 경우를 의미한다. 수정체 피막의 유연성이 떨어지는 이유는 이 조직을 구성하는 단백질들이 산화되기 때문인 것으로 보인다. 이 단백질 중 일부는 시스테인cysteine이라는 아미노산으로 이루어져 있는데, 시간이 흐르면 이 시스테인들이 산화하면서 두 개의 시스테인 사이에 이황화 결합disulfide bonds이라는 특정한 원소 공유 결합 방식이 나타날 수 있다. 즉, 단백질의 산화에 따라 이황화 결합이 일어나면 단백질은 점점 더 경화되고 결국 수정체의 유연한 변화가 어려워진다는 것이다.[12]

두 번째는 수정체의 지속적인 성장 가능성이다. 이 입장에 따르면 성인이 된 이후에도 수정체가 계속해서 커지고 단단해져 문제가 발생한다. 수정체는 외배엽ectoderm으로부터 기원했기 때문에 평생 동안 성장을 지속할 수 있다. 이로 인해 수정체의 적도 직경은 연간 약 20$\mu m$씩 증가하고 점점 두껍고 단단해진다.[13] 한편, 이렇게 증가된 직경의 영향으로 수정체 렌즈와 모양체를 연결하는 진대의 길이가 짧아지는데, 근육이 작용할 수 있는 최대 힘은 길이와 관련 있다는 점을 생각하면, 수정체의 성장과 이로 인한 진대의 길이 감소는 수정체 렌즈를 변형시키기 위해 전달되는 최대 힘이 나이를 먹을수록 감소함을 의미한다.

세 번째는 모양체와 진대의 노화다. 이 입장은 이 근육들에 가해지는 힘이 나이가 들면서 감소해 문제가 발생한다는 것이다. 앞의 설명에서도 알 수 있듯이 모양체와 진대는 수정체 렌즈의 모양을 변형시키는 기능을 하는 근육인데, 이 근육들이 노화되어 힘이 약해지면 수정체 모양의 변화에 한계가 생기고 따라서 노안이 발생한다. 이것은 단순히 노화 과정에서 근육의 힘이 떨어지는 것으로 볼 수도 있다. 그런데 관련된 연구에 따르면 모양체의 경우에는 나이가 들면서 그 형태가 변화하긴 하지만, 근육을 수축할 수 있는 능력은 심지어 노안에서도 거의 변화가 없다고 한다. 이러한 보고들을 볼 때,[14] 모양체는 제외하고 오직 근대의 노화(변화)만이 노안의 원인이 될 수도 있을 것으로 생각된다. 하지만 여기에 대해서는 좀 더 정확한 연구가 진행된 이후에야 결론이 날 수 있을 것 같다.

최근에는 조금 다른 방향에서 노안의 원인을 추정해보는 가설이 제안되었다. 이 흥미로운 가설에 대해서도 살펴보도록 하자.

지금까지 수정체는 망막에 빛을 집중시키는 역할만을 하는 비교적 단순한 기관으로 생각되어 왔지만, 최근에 수정체의 역동적인 역할을 새롭게 조명한 연구가 발표되었다. 아직 모두가 동의하는 노안의 원인이 없는 상태에서, 2016년 아르헨티나의 노르데스테 국립대학Universidad Nacional del Nordeste의 R. 게로메타R. Gerometta 등은 노안의 원인이 '아쿠아포린-제로AQP-0: aquaporin zero'라는 단백질의 투과성 감소 때문이라는 새로운 가설을 제안했다.[15] 이 가설에 따르면, 수정체의 내부에는 혈관은 없지만 유체의 흐름이 존재하는데, 이 유체는 수정체가 초점을 맞추기 위해 변형되는 과정에서 수정체로 유입 또는 유출된다고 한다. 이러한 유체의 출입을 조절하는 것이 수정체 표면의 섬유세포막에 풍부하게 존재하는 아쿠아포린-제로 단백질이다. 다음 페이지 상자글에서 상세히 설명한 것과 같이, 아쿠아포린-제로 단백질은 물 분자를 투과할 수 있으므로 수정체 렌즈의 투명도에 큰 영향을 준다. 여기서 R. 게로메타는 이 단백질의 투과성에 결함이 생겨 투과율이 현저히 낮아지면 노안이 생긴다는 가설을 제안했다. 노안의 원인에 대해 앞서 제시된 가설들과 마찬가지로 이 가설 역시 후속 연구에서 다양한 실험을 통해 그 가능성이 확인될 수 있을 것으로 보인다.

## 아쿠아포린 단백질

많은 조직에서 발견되는 아쿠아포린 단백질들AQP-0~AQP-4은 세포 사이에서 수로(물이 흘러가는 길)를 형성하는 역할을 한다(이와 관련된 연구 결과에 대해서 2003년 노벨화학상이 수여되기도 했다). 그중에서도 아쿠아포린-제로AQP-0 단백질은 포유류의 수정체에서만 발견된다. 포유류의 수정체는 '렌즈 섬유lens fibers'라는 독특한 세포들로 이루어져 있는데, 렌즈 섬유는 주로 물과 '크리스탈린crystallin'이라는 매우 촘촘한 구조의 단백질로 구성된다. 이러한 크리스탈린 단백질의 촘촘한 구조 덕분에 수정체에는 눈으로 들어온 빛이 렌즈를 통과할 수 있을 만큼 균일한 매질이 형성될 수 있다.

여기서 AQP-0 채널은 렌즈의 투명도를 유지하고 렌즈 섬유의 수분을 조절하는 데 중요한 역할을 하는 것으로 여겨진다. 따라서 AQP-0 채널이 어떻게 물 분자를 통과시키는지 그 세부 사항을 이해할 수 있다면 백내장(렌즈가 불투명해지는 질병)은 물론 노안의 원인에 대해서도 명확히 밝힐 수 있을 것으로 보인다. AQP-0 채널의 폐쇄는 '칼모둘린calmodulin'이라고 불리는 칼슘 결합 단백질에 의해 조절되지만 그 정확한 메커니즘은 최근까지 명확히 밝혀지지 않았다. 하지만 2013년 캘리포니아 어바인 주립대학교의 제임스 홀James Hall 연구팀이 〈네이쳐 구조 및 분자 생물학)에 발표한 내용을 살펴보면[16] 칼모둘린은 열려 있는 채널을 파악하고 닫히도록 하는 데 본질적인 역할을 하는 것으로 밝혀졌다.

## 루테인은 노안에 도움이 될까?

루테인lutein은 눈의 건강을 위해서 소비되는 많은 보조 물질 중 하나로, 어떤 사람은 노안을 개선하려는 목적으로 루테인을 섭취하기도 한다. 과연 루테인이 노안에 직접적인 도움을 줄 수 있을까?

루테인은 눈의 수정체 렌즈와 망막의 중심부인 황반에서 자연적으로 발견되는 황색색소 호르몬이다. 과학적 연구 결과에 따르면 루테인 보충제를 복용하거나 다른 방식으로 루테인의 섭취량을 늘리면 시력이 향상된다는 보고가 있다.[17] 또한 루테인 보충제를 사용하면 수정체 렌즈의 노화가 느려질 수 있다는 연구 결과도 있다.[18]

하지만 루테인 보충제가 노안에 어떤 직접적인 영향을 주는지에 대한 연구 결과는 (필자가 조사한 범위 안에서는) 거의 찾아볼 수 없었다. 그러니 현재까지의 연구 결과는 루테인을 섭취하는 것으로 렌즈 자체의 노화를 늦추는 효과를 확인한 데 그쳤다고 말할 수 있다. 노안의 개선과 루테인의 섭취 간의 상관관계를 확인하기 위해서는 추가적인 연구가 필요하다는 뜻이다. 하지만 노안의 원인 중 하나로 생각되는 것이 수정체 렌즈의 노화이기 때문에 이것을 가장 중요한 원인으로 여기는 연구자들이라면 루테인이 노안에 직접적인 영향을 줄 수 있다고 생각할 법도 하다.

루테인에 대한 또 다른 궁금증도 있다. 과연 젊어서부터 루테인을 섭취할 필요가 있을까, 아니면 나이가 들어서 섭취하면 될까?

루테인과 관련된 그동안의 연구는 대부분 이미 나이가 든 고령자에 초점을 맞췄던 것이 사실이다. 이 때문에 상대적으로 젊은 20~40대의 경우에 루테인이 (노안에 직접적인 영향에 대한 결과 보고는 없더라도) 시력 향상에 어떠한 도움을 주는지는 거의 알려지지 못했다. 그런데 2017년 일리노이 대학의 앤 워크Anne Walk 등의 연구팀은 25~45세 성인을 대상으로 연구를 수행해, 젊은 연령층의 경우 루테인 수준이 높은 경우와 낮은 경우 사이에 어떤 주목할 만한 차이가 있는지를 확인했다.[19] 이들은 실험 참가자들이 깜박이는 빛에 반응하도록 함으로써 참가자들 눈 안의 루테인을 측정했고, 그 이후 두피의 전극을 사용하여 뇌의 신경 활동을 측정함으로써 주의력을 측정했다. 이들의 신경전기적 특징들을 측정한 결과를 살펴보면 상대적으로 나이가 많은 참가자의 경우, 루테인 함량이 높은 참가자는 루테인 함량이 낮은 참가자에 비해 젊은 참가자들과 더 비슷한 수준으로 반응하는 것으로 나타났다.

일반적으로 사람은 나이가 들면서 모두 눈의 노화를 경험하지만, 연구 결과에 따르면 이 과정은 예상보다 빨리 시작될 수도 있다. 30대 사이에서도 눈의 노화 정도에 개인차가 있을 수 있다. 위의 연구 결과를 보면, 루테인은 이런 과정에서 눈을 보호하는 역할을 하는 것으로 보인다. 만일 그렇다면 루테인이 풍부한 음식을 섭취하면 눈의 노화를 막는 데도 도움이 되지 않을까? 루테인은 우리 몸이 스스로 만들 수 없는 영양소이므로 외부에서 섭취해 보충해야 한다. 따라서 루테인 보충제를 섭취하거나 깻잎, 케일, 고구마, 시금치처럼 루테인이 상대적으로 풍부하다고 알려진 음식을 자주 먹는 것이 (또한 비슷한 이유로 항산화물질이 많이 함유된 음식을 섭취하는 것도) 젊은 나이에도 필요할 것으로 보인다.

**물고기와 곤충의 눈에서 영감을 받은 미래의 콘택트 렌즈?**

노안 증상은 전 세계에서 10억 명이 넘는 사람들이 겪고 있는 것으로 알려져 있는데, 그중 절반은 적절한 교정을 받지 못하고 있다고 한다. 현재 사용 가능한 교정은 돋보기 또는 다초점 안경이다. 기존의 (다초점) 콘택트 렌즈나 수술도 약간의 개선 효과는 있지만 부작용으로 (정도의 차이는 있지만) 야간 시력 장애나 대비 및 감도 상실이 일어날 수 있다고 한다.

만약 0.01초 내에 자동으로 초점을 맞추는 콘택트 렌즈가 있어서 노안을 해결해준다면 노안 환자의 삶은 크게 변화하지 않을까? 젊은 시절의 시력을 유지하기 위해서 자신의 각막과 렌즈 간에 지속적인 커뮤니케이션과 조정이 일어나도록 하는 '스마트 콘택트 렌즈'를 디자인한다면 어떨까?

이것이 가능하기 위해서는 일단 이러한 렌즈를 설계하는 것에서부터 알고리즘 주도형 센서, 렌즈 모양을 조정하는 소형 전자회로와 전원 공급 장치를 마련하는 것이 필요하다. 또한 최종적인 제품의 소재는 모두의 눈에 맞도록 부드럽고 유연해야 한다. 렌즈의 센서는 그 크기가 극히 작으면서도 낮은 조도(적은 빛의 세기)에서도 이미지를 확인할 수 있을 만큼 빛에 대한 민감도가 높아야 할 것이다. 2016년 〈미국국립과학원회보〉에 실린 한 논문[20]을 보면, 위스콘신 대학의 장홍루이Jiang Hongrui 연구팀은 코끼리주둥이고기elephantnose fish의 망막에서 영감을 얻어 수천 개의 아주 작은 집광기가 있는 장치를 만들었다고 한다. 이 물고기의 망막은 반사판이 있는 깊은 컵 모양 구조를 가지고 있는데, 이러한 구조는 빛을 모으고 식별 가능한 특정 파장의 빛을 증폭하는 데 유리하다. 이를 모방해서 설계 제조한 기계식 눈은 연구실에서 테스트했을 때 포착한 이미지의 품질을 향상시키는 것으로 확인되었다. 장홍루이 연구팀은 곤충의 복합적인 눈에서 영감을 얻은 또 다른 유형의 렌즈도 개발했다. 곤충의 눈은 장면의 특정 부분을 각각 다른 방향에서 인지할 수 있는 수천 개의 개별 마이크로 렌즈로 이루어져 있는데, 연구자들은 인공 마이크로 렌즈의 유연한 배열을 개발하여 높은 해상도의 이미지를 얻을 수 있었다고 한다. 이 마이크로 렌즈 배열의 유연성은 미래의 콘택트 렌즈뿐만 아니라 복강경 수술에서도 활용되어 환자의 몸 안을 360도 각도에서 고해상도 화질로 보는 데 활용되거나, 가로등 기둥에 장착해 모든 방향에서 주변 교차로를 볼 수 있는 카메라에 이용하는 등 다양한 용도로 확장해 사용할 수 있다고 한다.

하지만 위의 기술들이 임상에서 검증되기까지는 5년에서 10년이 걸릴 것으로 예상된다. 그러나 연구진은 일단 기술이 개발되고 나면 이러한 스마트 렌즈의 가격은 기존의 콘택트 렌즈보다 비싸지 않을 것으로 예상했다.[21]

### 간편하게 안약으로 노안 치료 가능할까?

혹시 콘택트 렌즈를 사용하는 방법보다 더 간단하고 편리하게 노안을 치료할 수 있는 방법은 없을까? 그 연구 현황을 정리해봤다.

### 노화 방지 점안액

2016년 12월, 수정체 렌즈의 유연성을 회복하고 눈의 노화로 인한 영향을 줄이는 방법으로 '앙코르 비전Encore Vision'이라는 회사에서 개발한 점안액 기술이 스위스의 제약업체 노바티스에 인수되었다.[22] 앙코르 비전이 개발한 점안액 EV06는 노안 치료를 목적으로 하는 유망한 신약 중 하나로서 리포익산 콜린에스터Lipoic Acid Choline Ester 1.5퍼센트로 구성된 프로드럭prodrug이다.[23] 여기서 프로드럭이란 그 자체는 생리 활성이 없지만 체내에 흡수된 이후에 대사에 의해 활성을 띠어 약효를 내는 약물이다. 이 물질은 각막을 관통한 이후에 리포익산Lipoic acid과 콜린Choline으로 분해되는데, 활성 성분인 리포익산은 환원제로서 수정체 렌즈에 형성된 이황화 결합을 환원시켜(즉, 결합을 분해하여) 유연성을 향상시키게 된다. 앞에서 수정체가 산화될 때 이황화 결합이 형성되면서 수정체 렌즈가 경화된다고 설명한 것을 기억할 것이다. 리포익산은 이렇게 형성된 결합을 다시 해체하는 역할을 하는 것이다.

임상 1/2상 결과를 살펴보면, 90일간 지속적으로 이 점안액을 투여했을 때 위약 투여군과 대비하여 이 약물은 렌즈 경화를 중단시키거나 역전시킬 수 있었으며, 그 결과 초점을 맞추기 위해서 수정체 렌즈를 변형하는 능력을 유지하거나 회복할 수 있었다고 한다. 점안액 사용 이후 8일째부터 90일째까지 측정한 결과, 근거리 시력이 위약 투여군 대비 모든 측정 시점에서 향상되었으며, 특히 90일째에는 실험 참가자 82퍼센트의 근거리 시력이 큰 문제 없는 수준으로 향상되었다.[24] 현재 노바티스는 임상 2상을 통한 약효 평가를 진행 중인 것으로 확인되고 있다.

### 라이프 스타일 점안액

여러분도 눈을 찡그리면 더 잘 보인다는 사실을 경험을 통해서 알고 계시리라 생각한다. 눈을 찡그리는 행위는 빛이 눈으로 들어오는 구멍을 좁게 만드는 방법으로, 흐릿하게 보이는 상들의 일부를 제거해 버리는 핀홀 효과Pinhole effect를 유도하는 것이다. '밀레니얼아이Millennialeye'라는 회사는 바로 이 핀홀 효과를 이용해 노안 치료 효과가 5시간 이상 지속될 수 있도록 고안된 점안액을 연구 중에 있으며 임상 2상은 이미 마무리되었다고 한다.[25]

이 점안액 PRX-100은 아세클리딘aceclidine과 트로피카마이드tropic-amide를 혼합하여 강력한 핀홀 효과Super Pinhole effect를 만들고, 부작용 없이 일정하게 유지되도록 고안된 점안액이다.[26] 아세클리딘은 부교감신경을 자극해 동공 지름을 1.5밀리미터에서 1.9밀리미터까지 축소시키는 약물로 녹내장을 치료하는 데 사용되곤 했지만, 이 약물만으로는 눈의 경련과 원거리 시야 흐림 등의 부작용이 있다. 이때 트로피카마이드를 첨가하면 이러한 부작용을 완화시킬 수 있다. 따라서 연구진들은 두 약물을 적당한 비율로 혼합해 사용함으로써, 이 약물들의 상호작용을 통해 근거리 및 원거리 시력을 동시에 향상시키는 연구를 진행 중에 있다.

이 제품은 노안을 영구히 치료하여 안경이나 콘택트 렌즈를 대체하려는 목적의 약물은 아니며 현재의 치료 옵션을 보완하여 '라이프 스타일 향상'에 초점을 맞춘 개발품이다. 예들 들어 아침에 출근 준비를 하는 과정에 이 점안액을 눈에 넣으면 30분이 지난 뒤 그 효과가 나타나기 시작해 반나절 동안 지속되므로, 업무 시간에 서류나 모니터를 볼 동안 아무런 불편 없이 업무 수행을 할 수 있을 것으로 보인다. 현재 진행 중인 임상이 좋은 결과를 보인다면 몇 년 안에 우리가 일상생활에서 사용할 수 있는 편리한 제품이 될 것이다.

위에서 설명한 치료제들 이외에도 현재 비슷한 목적을 가진 몇몇 점안액의 연구가 진행되고 있다.[27]

노안의 불편함을 생각한다면 스마트폰을 잠시나마 손에서 멀리하고, 가끔은 눈의 피로 회복을 위해서 먼 곳을 응시하는 것이 좋다. 그 밖에도 눈을 위한 가벼운 마사지와 함께 루테인이나 항산화물질이 많이 함유된 식품을 섭취하는 것도 좋을 것이다. 하지만 이미 발생한 노안 때문에 우울해하지는 않길 바란다. 스마트 안경이나 스마트 콘텍트 렌즈 또는 노안을 일시적으로 혹은 영구적으로 제거할 수 있는 점안액의 개발이 활발히 진행 중에 있으며, 몇 년 후에는 지금보다 훨씬 편리하게 노안을 해결할 수 있게 될 테니 말이다.

가까운 미래에 우리 사회가 어떤 모습으로 변할지는 누구나 궁금해하는 것이다. 사회에 진출하기 이전인 예비직업인, 진로나 전공을 결정하려는 학생들은 특히나 가까운 미래 사회에 어떤 직업이 유망할지 궁금해할 것이다. 물론 이미 직장인으로 활동 중인 사람들도 가까운 미래에 우리 사회와 산업 구조가 어떤 방향으로 변할지 그 모습을 예측하는 데 관심이 많은데, 그 이유는 이렇게 미래 사회를 예측하는 과정에서 새로운 사업 방향이나 혁신적인 사업 아이템의 기회를 찾아낼 수도 있기 때문이다.

신약을 개발하는 연구자들도 당연히 가까운 미래에 의료와 신약이 어떤 방향으로 변해갈지 궁금해한다. 지금 어떤 준비를 해야 낙오되지 않고 글로벌 경쟁력을 갖춰, 제약바이오 산업을 대한민국의 핵심 미래 산업으로 발전시킬 수 있을까를 고민하기 때문이다. 당연히 관심을 가질 수밖에 없다.

일반인들 또한 의료 및 신약이 어떻게 변화해갈지 궁금해하긴 마찬가지다. 많은 매체를 통해 우리 사회가 '100세 시대'에 들어서고 있다는 이야기를 자주 듣지만, 그 길어진 인생 동안 건강한 삶을 유지하려면 무엇을 해야 할지에 대한 실제적인 정보는 대단히 제한적이기 때문으로 생각된다. 그래서 이번 장에서는 그런 주제와 관련한 몇 가지 중요한 개념을 얘기해보고자 한다. 먼저 건강을 지키고 수명을 연장하기 위해 의료 산업이 어떤 방향으로 움직이고 있는지 살펴보자.

의료 및 신약의 미래를 지배하게 될 개념으로, 많은 분들이 '개인 맞춤형 의료personalized medicine'라는 말을 들어봤을 것이다. 맞춤 의료란 개개인의 정보들(유전자, 단백질, 질병의 특성 등)로부터 약물의 효능이나 부작용을 예측해 치료법을 결정하는 방식이다. 그런데 이제는 이런 개념도 점차 '정밀 의료precision medicine'라는 개념으로 대체되고 있다. 사실 두 개념에 큰 차이는 없지만, 전자의 표현이 개별적인 치료 신약이나 치료 기구의 개발과 같은 한정적인 의미로 인식되는 데 비해, 후자의 경우는 다양한 개인 건강 정보를 기반으로 개인에 최적화된 진단과 치료를 적용하여 건강하게 장수할 수 있도록 돕는 헬스케어 시스템이라고 볼 수 있다. 예를 들어 기존에는 가족력과 유전자 검사 등 제한적인 정보만 사용했지만, 이제는 생활습관과 사회경제적 요인을 모두 고려해 건강 관리에 필요한 요소들을 포괄적으로 반영해 진단을 내린다.

기존 의료 시스템에서 개인은 본인의 필요에 따라 병원에 가고,

그곳에서 일시적으로 검진할 수 있는 질병에 관련된 제한적인 정보들을 기초로 개인의 건강 상황(특히 이미 발생한 질병)을 판단하고 일률적인 치료를 받는 방식이었다. 하지만 정밀 의료가 그리는 가까운 미래에는 개인의 다양한 건강 정보들이 다양한 방법으로 실시간(또는 지속적으로) 수집되어 '통합 건강 포탈'로 전달된다. 이렇게 수집된 개인별 빅데이터는 질병이 생기기 이전에 미리 생활습관(수면습관, 식사습관, 운동습관 등)을 어떤 방식으로 유지하는 것이 좋은지 개인에게 코칭을 해주기 위한 근거로 사용된다. 또한 이 데이터들은 질병이 감지되었을 때 그 치료에 유전적 요인을 포함한 개인적 질병 특성이 반영될 수 있도록 활용될 수 있다.

이런 시스템을 구축하기 위해서는 개인의 생활습관과 건강지표들을 실시간으로 측정하고 분석하는 웨어러블 디바이스나 스마트 주택, 그리고 거기에서 수집된 빅데이터를 분석하고 개인별 질병 특성을 반영해 치료법을 설계하기 위한 다양한 치료 전략들(즉, 다양한 신약들)이 필요하다. 이들 가운데서 먼저 웨어러블 디바이스와 스마트 주택에 대해 알아보자.

## 스마트한 건강 모니터링

이미 많은 사람이 스마트폰이 제공하는 여러 가지 건강 관련 어플리케이션을 사용하고 있다. 웨어러블 디바이스의 대표적인 형태인 스마트 워치에 익숙한 사람도 많을 것이다. 아마도 가까운 미래에는 지금까지 우리가 경험한 것보다 더욱 다양한 웨어러블 디바이스가 사용될 것으로 보인다. 팔찌 모양의 스마트 워치를 이용하여 운동량 측정과 각종 생체 신호의 변화를 감지하는 것은 물론, 멀지 않은 미래에 신발과 의류를 이용해 각종 생체 신호를 분석함으로써 초기 암 진단까지도 가능하게 될 것이다. 이미 스마트 브래지어를 이용해 초기 유방암을 발견하는 기술이 연구 진행 중에 있다. 콘택트 렌즈 형태의 센서는 안압과 포도당을 측정해 대사질환을 감시할 수 있다. 또한 문신처럼 피부에 얇게 착 달라붙는 형태의 센서를 이용한 '전자 피부'를 이용해 각종 생체신호뿐만 아니라 자외선 노출과 같은 환경적 요인을 측정하는 방안도 연구 중에 있다. 이처럼 정밀 의료에서는 일상생활 모니터링과 진단 기능을 통합하여 '건강 관리 담당자(또는 인공지능)'가 개인에게 실행 가능한 건강관리법을 알려주도록 한다.

웨어러블 디바이스만으로 각종 건강 정보를 지속적으로 측정할 수 있는데, 왜 굳이 스마트 주택 같은 모니터링 시스템을 필요로 하고 앞으로도 계속 발전할 것이라고 예측하는 것일까? 사실 24시간 내내 웨어러블 디바이스를 착용할 수 없는 상황에서는 연속적인 실시간 모니터링이 어렵다. 예들 들어 몸을 움직이기 불편한 할아버지, 할머니를 생각해보자. 대사질환의 상시 모니터링을 위해 예전에는 사용해본 적이 없는 콘택트 렌즈를 쓰라고 하면 항상 착용할 수 있을까? 일상생활에 아무런 불편이 없는 편안한 모니터링은 사용자들에게 매우 중요한 문제이며, 이런 점에서 스마트 주택으로 대표되는 모니터링 시스템이 필요한 것이다.

매일 자가용으로 출퇴근하는 동안 스마트 자동차에 설치된 센서는 운전자가 보이는 행동을 통해서 스트레스 수준과 졸음을 모니터링할 수 있다. 외부 공해(미세먼지) 수준이 높다거나 운전자의 호흡에서 알코올이 감지되면 운전을 삼가도록 경고하기도 한다. 주택 안에서도 여러 종류의 센서를 이용할 수 있다. 침실의 침대 시트에 심폐기능을 모니터링할 수 있는 센서가 부착되어 있다면 우리가 잠자는 동안에 수면의 질과 더 나아가 정신건강까지 모니터링 할 수 있으며, 스마트 칫솔은 우리가 양치질을 하는 동안 침의 생화학적 분석을 진행할 수 있으며, 스마트 변기는 소변을 자동으로 분석하여 당뇨병을 포함한 신체 대사의 문제점, 요로감염, 방광암 또는 전립선암과 관련한 다양한 정보를 분석할 수 있다. 이와 비슷하게 대변을 분석함으로써 염증성 장 질환과 대장암 등의 진단 정보를 제공할 수 있다면 대장 내시경 검사의 대안이 될 수도 있다. 또한 실시간으로 장내 미생물의 변화를 모니터링하여 건강을 확인하거나, 면역항암 치료에 효과적으로 반응할지 여부를 예측할 수도 있다.

이런 일들은 상상 속의 일이 아니라 이미 현재 개발이 진행 중인 스마트 디바이스들이 목표로 하는 미래상이다. 하지만 우리의 미래가 정확히 어떻게 달라질지는 현재 연구를 진행하는 과학자들의 성과에 따라서 크게 달라질 수 있다. 정밀 의료의 개념과 그 방향은 현재에 기반해 예측한 것일 뿐, 그것이 미래의 정확한 모습은 아니라는 점을 기억하길 바란다.

## 정밀 의료에 사용되는 정밀 치료제들은?

가까운 미래에 구현될 정밀 의료의 모습은 지금의 의료체계와 많은 부분에서 다를 것이다. 어찌 보면 각종 디바이스들과 정보통신이 의료를 책임지는 것처럼 보일 수도 있겠다. 그렇다면 정밀 의료 시대에는 어떤 치료제들이 사용될까? 정밀 의료에 사용되는 치료제는 지금의 것과 완전히 다른 형태일까? 그 방향성을 FDA의 변화를 통해 유추해보자.

최근 FDA가 내놓은 정책들을 보면 어떤 변화가 시작되고 있음을 분명히 느낄 수 있다. FDA는 2017년 처음으로 면역항암제에 대해서 특정 부위에 한정되는 방식이 아니라 암의 성격에 따라서 사용할 수 있도록 허가를 내주었다. 다시 말해, 항암 치료제와 관련해 유방암, 폐암, 방광암, 피부암 등 신체기관마다 각각 임상시험을 진행하고 그 결과에 따라서 허가를 내주던 기존의 방식에 큰 변화가 일어난 것이다. 이는 신약의 치료 효과를 가름하는 중요한 요인으로 암의 위치보다 암의 특성(암 특이적 돌연변이의 발생이 많고 적음에 따른 분류)이 더 중요해지는 경우도 생기기 시작했음을 의미한다.

암과 치료제를 공부와 수험생에 비유하면 좀 더 쉽게 이해할 수 있다. 성적이 좋지 않은 학생이 성적을 높이기 위해서는 그 학생의 문제가 무엇인지 면밀히 파악해야 한다. 예를 들어 공부하는 시간이 너무 적은 것이 문제인가, 아니면 오랜 시간 책상에 앉아 있지만 집중하지 못하는 것이 문제인가? 암기과목이 문제인가, 국영수가 문제인가?

예컨대, 한 학생이 국사 과목의 성적이 너무 낮다고 가정해보자. 국사는 암기 과목이니 무조건 오랜 시간 앉아서 외우기만 하면 성적을 올릴 수 있을까? 이 방법이 좋은 결과를 낼 수도 있지만, 그렇지 않은 경우도 있을 수 있다. 어떤 학생은 전반적인 어휘 능력이 부족해 내용을 잘 이해하지 못하는 것이 문제일 수도 있고, 또 다른 학생은 오랜 시간 책상에 앉아 있는 것 자체를 힘들어할 수도 있다. 한자 문화권이 아닌 국가에서 살다 온 학생들의 경우에는 용어를 이해하는 데 남들보다 더 많은 시간이 걸릴 수도 있다. 이처럼 국사 과목이라고 해서 암기만이 무조건 특효약은 아니라, 개별 학생이 가진 어려움이 무엇인지 파악해야 그 학생에게 꼭 맞는 학습법을 찾을 수 있을 것이다. 마찬가지로 암 치료에 대해서도, 환자가 특정 암을 가지고 있다고 해서 그 암에 특화된 치료법을 일률적으로 적용하기 이전에, 먼저 그 환자가 가진 암의 특성이 무엇인지 정확히 파악해야 그 환자에게 꼭 맞는 정밀 치료제를 마련할 수 있을 것이다. 이처럼 정밀 치료는 환자의 특성을 고려한 치료를 가능하게 하여 기존과는 완전히 다른 방식으로 병의 치료에 접근한다. FDA에서는 앞으로 점점 더 이런 방향으로 신약에 대한 허가를 진행할 것으로 보인다.

그런데 이런 접근법이 가능하기 위해서는 한 가지 질병에 대해 여러 가지 치료법이 마련되어 있어야 한다. 앞서 예로 든 수험생의 경우도 학생에 따라 모르는 것을 학원에서 배우는 방법으로 좋은 효과를 보이는 학생도 있고, 과외가 효과적인 경우도 있으며, 스스로 풀어내는 방법이 훨씬 효과적인 학생도 있다. 이렇게 이용 가능한 학습법이 여러 가지가 마련되어 있어야 그중에서 자신에게 가장 맞는 학습법을 고를 수 있는 것처럼, 효과적인 정밀 치료를 위해서도 질병 특성에 맞는 다양한 종류의 치료제가 있어야 한다. 이렇게 다양한 치료제와 치료법(여러 치료제들의 복합적인 사용을 포함한)을 개발하는 것이 정밀 의료 시대를 준비하는 치료제 개발자들이 진행하는 일이기도 하다. 물론 개개인의 다양한 상황에 꼭 맞는 치료제들을 마련하려면 한 질병에 대해 수없이 많은 치료제를 개발해야 하므로 시간과 노력이 많이 소모될 것으로 보인다.

FDA의 또 다른 변화를 이야기해보자. 그중 하나는 '바이오마커bio-marker'의 도입이다. 바이오마커는 몸 안에서 일어나는 변화를 알아내기 위한 지표로서, 예컨대 우리는 체온이 오르면 감기에 걸렸다고 짐작하곤 하는데 여기서 체온이 바로 바이오마커가 된다. 최근에는 바이오마커를 이용한 진단법이 더 발전하여 세포나 DNA를 분석함으로써 병의 진전을 파악하기도 한다. 바이오마커는 새롭게 개발된 치료법이 효과가 있는지 측정하는 데 이용될 수도 있다. 예를 들어, 앞서 예로 든 수험생이 자신에게 맞는 방식에 따라 학습법을 바꿨다고 할 때 그것이 정말 효과적인지 어떻게 판단할 수 있을까? 아마도 한 달에 한 번씩 돌아오는 모의시험 성적을 확인해보면 바꾼 학습법이 적절한 솔루션이었는지 확인할 수 있을 것이다. 하지만 한 달은 너무 길지 않은가? 수험생에게 주어진 시간이 보통 제한적이라는 것을 고려하면 말이다. 그래서 학생들은 쪽지시험처럼 간소화된 형태의 시험을 치름으로써 자신의 실력이 얼마나 향상되었는지 바로 바로 확인하고 새롭게 변화된 학습법이 효과가 있는지 알아볼 수 있다. 새로 개발된 치료법에 대해서도 마치 쪽지시험을 치르듯 빠르고 정확하고 공정하게 그 치료법의 효과를 판단할 수 있는 방법의 개발이 신약 개발과 허가에서도 강조되고 있는데, 그것이 바로 각종 바이오마커들이다.

물론 예전에도 치료법의 효과를 확인하기 위한 방법들이 마련되어 있었지만, 일반적으로는 임상에서 환자에게 약물을 투여하고 그 약효를 측정하는 방식으로 이루어졌다. 이 방법은 앞에서 비유한 모의고사처럼 치료법의 효과를 즉각 확인하기 어려울뿐더러 임상을 통과하는 것 자체도 어렵다. 쉬운 예로 알츠하이머병이나 파킨슨병과 같은 뇌질환의 경우, 치료를 위해 개발된 수많은 후보 물질은 임상시험을 통과하는 경우가 드물 뿐 아니라, 허가된 약물들도 질병의 증상을 조금 늦추는 수준의 약물들뿐이다. 기존의 FDA 가이드라인에 따르면 '장기간 약물 투여에 따른 인지기능의 개선'을 확인해야만 허가를 받을 수 있기 때문이다. 혹시 이처럼 엄격한 FDA 가이드라인 때문에 그동안 수많은 약물이 임상에 실패했던 것은 아닐까? 특히 이런 가이드라인은 초기 알츠하이머병 환자들을 대상으로 하는 치료제 개발의 경우 그 적용이 대단히 어렵다.

이런 문제점에 대한 방안으로, 최근 FDA는 '인지 기능의 개선' 등으로 약효를 검증하는 대신에 바이오마커를 임상시험의 평가 방법으로 삼겠다는 새로운 가이드라인을 발표했다. 바이오마커의 사용으로 치료제 개발에 드는 비용을 줄이고 개발 기간을 단축하고자 하는 것이다. 이런 이유로 신약 개발에서 바이오마커의 중요성은 점점 더 증가하고 있으며, 뇌질환은 물론 다양한 질병의 치료제 개발에 그 적용 범위를 넓혀가고 있다.

지금까지 FDA의 정책 변화를 통해 정밀 치료제의 개발 방향을 살펴봤다. 물론 현재의 상황과 미래의 목표 사이에는 큰 간극이 존재한다. 그 차이를 극복하고 시간을 단축하는 것은 신약을 개발하는 연구자들의 몫이다. 분명한 것은 우리 사회가 점점 환자 맞춤형 정밀 치료제의 시대에 접어들고 있다는 점이다. 다양하고 정확한 바이오마커의 개발로 신약 개발 기간은 더욱 단축될 것이며, 각 환자들은 같은 질병이라도 그 환자의 질병 특성이 더욱 반영된 치료법의 혜택을 받게 될 것이다. 얼마나 빨리 그 시대가 구현될지에 대해서 지나친 낙관도 비관도 하지 말자. 우리가 정밀 의료의 혜택을 받게 될지, 혹은 다음 세대에도 쉽지 않은 일이 될지 아직은 알 수 없다. 다만 보다 나은 의료 혜택을 위해 수많은 연구자가 지금 이 순간도 연구에 매진하고 있다는 점은 분명해 보인다.

## 나가며

각자의 업무는 조금씩 다르지만 많은 사람이 바이오기업에서 일하고 있다. 누군가는 연구를 기획하고 새로운 과제들을 도입하며, 또 누군가는 실험을 통해서 이러한 과제들을 하나씩 증명한다. 또 다른 사람들은 약물의 생산과 출하를 담당하며, 어떤 사람들은 병원과 약국에서 환자에게 약이 공급되도록 한다. 물론 이런 과정이 원활하게 진행되기 위해서는 여기에서는 말하지 않은 여러 부서의 동료들의 노고도 필요하다. 같은 분야에 있는 모든 동료와 선후배에게 존경과 감사의 마음을 전한다.

우리가 만드는 최종 제품은 약이다. 다른 분야의 제품들이 삶을 편리하게 만들고 그 만족도를 높이는 데 기여하는 측면이 많다면, 우리는 삶의 근본을 흔드는 고통(때로는 통증을 수반하는 만성질환, 때로는 삶과 죽음의 경계선에서 흘리는 눈물, 때로는 기억과 행동이 퇴행하는 고통) 앞에 서 있는 인류에게 휴머니티를 전달하는 제품을 만든다.

회사의 일이 반복되면 반복될수록, 근무 기간이 길어지면 길어질수록 우리의 업은 월급에 대한 의무로만 남아버리는 경우가 많다. 반복적인 일들에 지치지 않기 위해서라도 우리는 틈틈이 우리가 하는 일이 궁극적으로 어떤 의미를 갖는지 의식적으로 되짚어볼 필요가 있다고 생각한다. CAR-T 치료제 개발 과정에 대한 에밀리 가족과 칼 준 교수의 이야기는 우리들의 업무가 인류를 건강하게 만들기 위한, 누군가에게는 굉장히 간절한 일들이라는 점을 깨닫게 해준다. 구글을 검색해보면 새로운 신약이 개발된 덕분에 포기했던 가족들과의 시간을 다시 얻고 새로운 삶을 시작한 사람들이 신약에 대한 (그리고 개발자와 그 회사에 대한) 감사함을 잊지 않기 위해서 몸에 신약의 화학식이나 그림을 문신으로 새긴 사진들을 찾아볼 수 있다. 그리고 완치된 환자들의 감사 편지들을 연구원이 볼 수 있도록 연구소 복도에 걸어두었다는 이야기도 있다.

연구를 시작했을 때의 초심을 한 번씩 되돌아보기 위해서 우리나라의 제약회사에서도 가끔씩 연구진들이 소아암병동 같은 곳에서 봉사할 수 있는 기회를 가져보는 것은 어떨까 생각해본다. 잊지 말자, 우리가 하는 일은 사람의 삶을 바꾸는 고귀한 일임을.

## 참고문헌

## 1장 신약 개발의 판도가 변하고 있다

1   Saxon, W. (1996). "Paul Dowd, 60, A Researcher Of Vitamins", *The New York Times*, Dec. 1st. https://www.nytimes.com/1996/12/01/us/paul-dowd-60-a-researcher-of-vitamins.html

2   Sung, B. J., Hwang, K. Y., Jeon, Y. H., Lee, J. I., Heo, Y. S., Kim, J. H., ... & Eum, S. J. (2003). Structure of the catalytic domain of human phosphodiesterase 5 with bound drug molecules. *Nature*, 425(6953), 98-102.

3   "OMIM Gene Map Statistics", https://omim.org/statistics/geneMap

4   http://www.plengegen.com/blog/modalities에서 참조 후 보완함

5   Rosenbaum, L. (2017). Tragedy, perseverance, and chance—the story of CAR-T therapy. *New England Journal of Medicine*, 377(14), 1313-1315.

6   Salami, J., & Crews, C. M. (2017). Waste disposal—an attractive strategy for cancer therapy. *Science*, 355(6330), 1163-1167.

7   Gadd, M. S., Testa, A., Lucas, X., Chan, K. H., Chen, W., Lamont, D. J., ... & Ciulli, A. (2017). Structural basis of PROTAC cooperative recognition for selective protein degradation. *Nature Chemical Biology*, 13(5), 514-521.

8 Cho, J. H., Collins, J. J., & Wong, W. W. (2018). Universal chimeric antigen receptors for multiplexed and logical control of T cell responses. *Cell*, 173(6), 1426–1438.

9 https://www.unumrx.com/

10 Clift, D., McEwan, W. A., Labzin, L. I., Konieczny, V., Mogessie, B., James, L. C., & Schuh, M. (2017). A method for the acute and rapid degradation of endogenous proteins. *Cell*, 171(7), 1692–1706.

11 Mallery, D. L., McEwan, W. A., Bidgood, S. R., Towers, G. J., Johnson, C. M., & James, L. C. (2010). Antibodies mediate intracellular immunity through tripartite motif-containing 21 (TRIM21). *Proceedings of the National Academy of Sciences*, 107(46), 19985–19990.

12 Baruch, K., Rosenzweig, N., Kertser, A., Deczkowska, A., Sharif, A. M., Spinrad, A., ... & Schwartz, M. (2015). Breaking immune tolerance by targeting Foxp3+ regulatory T cells mitigates Alzheimer's disease pathology. *Nature communications*, 6, 7967.
Shi, Y., Yamada, K., Liddelow, S. A., Smith, S. T., Zhao, L., Luo, W., ... & Gallardo, G. (2017). ApoE4 markedly exacerbates tau-mediated neurodegeneration in a mouse model of tauopathy. *Nature*, 549(7673), 523–527.

13 Keown, A. (2018). At Last: Eli Lilly Publishes Data for Catastrophic Alzheimer's Trial Biospace, https://www.biospace.com/article/unique-at-last-eli-lilly-publishes-data-for-catastrophic-alzheimer-s-trial/Genentech's Crenezumab Fails Two Phase III Trials in *Alzheimer's, Genetic Engineering & Biotechnology News*, https://www.genengnews.com/news/genentechs-crenezumab-fails-two-phase-iii-trials-in-alzheimers/

14 Baruch, K., Rosenzweig, N., Kertser, A., Deczkowska, A., Sharif, A. M., Spinrad, A., ... & Schwartz, M. (2015). Breaking immune tolerance

by targeting Foxp3+ regulatory T cells mitigates Alzheimer's disease pathology. *Nature* communications, 6, 7967.

Keren-Shaul, H., Spinrad, A., Weiner, A., Matcovitch-Natan, O., Dvir-Szternfeld, R., Ulland, T. K., ... & Itzkovitz, S. (2017). A unique microglia type associated with restricting development of Alzheimer's disease. *Cell*, 169(7), 1276-1290.

Rosenzweig, N., Dvir-Szternfeld, R., Tsitsou-Kampeli, A., Keren-Shaul, H., Ben-Yehuda, H., Weill-Raynal, P., ... & Weiner, A. (2019). PD-1/PD-L1 checkpoint blockade harnesses monocyte-derived macrophages to combat cognitive impairment in a tauopathy mouse model. *Nature communications*, 10(1), 465.

15 Baruch, K., Deczkowska, A., Rosenzweig, N., Tsitsou-Kampeli, A., Sharif, A. M., Matcovitch-Natan, O., ... & Schwartz, M. (2016). PD-1 immune checkpoint blockade reduces pathology and improves memory in mouse models of Alzheimer's disease. *Nature medicine*, 22(2), 135-137.

16 Hansen, D. V., Hanson, J. E., & Sheng, M. (2018). Microglia in Alzheimer's disease. *The Journal Of Cell Biology*, 217(2), 459-472.

Sarlus, H., & Heneka, M. T. (2017). Microglia in Alzheimer's disease. *The Journal Of Clinical Investigation*, 127(9), 3240-3249.

Mullard, A. (2018). Microglia-targeted candidates push the Alzheimer drug envelope. *Nature Reviews Drug Discovery*, 17, 303-305

17 Wang, Y., Wiesnoski, D. H., Helmink, B. A., Gopalakrishnan, V., Choi, K., DuPont, H. L., ... & Parra, E. R. (2018). Fecal microbiota transplantation for refractory immune checkpoint inhibitor-associated colitis. *Nature Medicine*, 24(12), 1804-1808.

18 Grice, E. A., & Segre, J. A. (2012). The human microbiome: our second genome. *Annual Review Of Genomics And Human Genetics*, 13,

151-170.

19 Smith, P., Willemsen, D., Popkes, M., Metge, F., Gandiwa, E., Reichard, M., & Valenzano, D. R. (2017). Regulation of life span by the gut microbiota in the short-lived African turquoise killifish. *Elife*, 6, e27014.

20 O'Toole, P. W., & Jeffery, I. B. (2015). Gut microbiota and aging. *Science*, 350(6265), 1214-1215.

21 Claesson, M. J., Jeffery, I. B., Conde, S., Power, S. E., O'connor, E. M., Cusack, S., ... & Fitzgerald, G. F. (2012). Gut microbiota composition correlates with diet and health in the elderly. *Nature*, 488(7410), 178-184.

22 Callaway, E. (2017). 'Young poo' makes aged fish live longer. *Nature News*, 544(7649), 147.

23 Quigley, E. M. (2017). Microbiota-brain-gut axis and neurodegenerative diseases. *Current Neurology And Neuroscience Reports*, 17(12), 94.

Dinan, T. G., & Cryan, J. F. (2017). Brain-gut-microbiota axis and mental health. *Psychosomatic Medicine*, 79(8), 920-926.

24 Velmurugan, G., Ramprasath, T., Gilles, M., Swaminathan, K., & Ramasamy, S. (2017). Gut microbiota, endocrine-disrupting chemicals, and the diabetes epidemic. *Trends in Endocrinology & Metabolism*, 28(8), 612-625.

Wells, P. M., Williams, F. M., Matey-Hernandez, M. L., Menni, C., & Steves, C. J. (2019). 'RA and the microbiome: do host genetic factors provide the link?. *Journal Of Autoimmunity*, 99, 104-115.

Jiang, C., Li, G., Huang, P., Liu, Z., & Zhao, B. (2017). The gut microbiota and Alzheimer's disease. *Journal Of Alzheimer's Disease*, 58(1), 1-15.

25 Life Extension set to introduce Ageless Cell™, *PR Newswire*, 2017, https://www.prnewswire.com/news-releases/life-extension-set-to-introduce-ageless-cell-300416942.html

26 Ozerov, I. V., Lezhnina, K. V., Izumchenko, E., Artemov, A. V., Medintsev, S., Vanhaelen, Q., ... & West, M. D. (2016). In silico Pathway Activation Network Decomposition Analysis (iPANDA) as a method for biomarker development. *Nature communications*, 7, 13427.

27 Aliper, A., Belikov, A. V., Garazha, A., Jellen, L., Artemov, A., Suntsova, M., ... & Mamoshina, P. (2016). In search for geroprotectors: in silico screening and in vitro validation of signalome-level mimetics of young healthy state. *Aging* (Albany NY), 8(9), 2127-2152.

28 Staines, R. (2019). GSK adds to COPD pipeline as Exscientia deal bears fruit. *Pharmaphorum*, https://pharmaphorum.com/about-pharmaphorum/gsk-adds-to-copd-pipeline-as-exscientia-deal-bears-fruit/

29 Besnard, J., Ruda, G. F., Setola, V., Abecassis, K., Rodriguiz, R. M., Huang, X. P., ... & Simeons, F. R. (2012). Automated design of ligands to polypharmacological profiles. *Nature*, 492(7428), 215-220.

30 Smalley, E. (2017). AI-powered drug discovery captures pharma interest. *Nature*, 35(7), 604-605.

Ekins, S., Puhl, A. C., Zorn, K. M., Lane, T. R., Russo, D. P., Klein, J. J., ... & Clark, A. M. (2019). Exploiting machine learning for end-to-end drug discovery and development. *Nature materials*, 18(5), 435-441.

31 Strebhardt, K., &Ullrich, A. (2008). Paul Ehrlich's magic bullet concept: 100 years of progress. *Nature Reviews Cancer*, 8(6), 473-480.

32 마일로탁은 ADC 약물로는 최초로 2000년 FDA에 승인되었다. 하지만 개발사인 화이자는 부작용 문제로 자발적으로 허가를 철회하였고, 저용량의

약물을 이용한 추가적인 임상 시험을 진행하고 확보된 다양한 임상 데이터를 가지고 2017년 FDA 재승인을 받았다.

33 Modi, S., Saura, C., Yamashita, T., Park, Y. H., Kim, S. B., Tamura, K., ... &Krop, I. (2020). Trastuzumab deruxtecan in previously treated HER2-positive breast cancer. *New England Journal of Medicine*, 382(7), 610-621.

34 Modi, S., Jacot, W., Yamashita, T., Sohn, J., Vidal, M., Tokunaga, E., ... &Cameron, D. A. (2022). Trastuzumab deruxtecan in previously treated HER2-low advanced breast cancer. *New England Journal of Medicine*, 387(1), 9-20.

35 2023년 9월 누릭스Nurix에서 화이자(시젠Seagen)으로 기술 이전, 2023년 11월 프렐류드Prelude에서 앱셀레라AbCellera로 기술 이전, 2023년 11월 오룸Orum에서 BMS로 기술이전, 2023년 12월 C4에서 머크Merck로 기술 이전, 2024년 7월 오룸Orum에서 버텍스Vertex로 기술 이전.

36 https://www.fda.gov/drugs/resources-information-approved-drugs/fda-approves-pluvicto-metastatic-castration-resistant-prostate-cancer.

## 2장 신약의 탄생

1 Leaf, C. (2004). Why We're Losing The War On Cancer (And How to Win it), *Fortune*. https://fortune.com/2004/03/22/cancer-medicines-drugs-health/

2 Wilson, B. R., Bogdan, A. R., Miyazawa, M., Hashimoto, K., & Tsuji, Y. (2016). Siderophores in iron metabolism: from mechanism to therapy potential. *Trends In Molecular Medicine*, 22(12), 1077-1090.

3 Housman, G., Byler, S., Heerboth, S., Lapinska, K., Longacre,

M., Snyder, N., & Sarkar, S. (2014). Drug resistance in cancer: an overview. *Cancers*, 6(3), 1769-1792.

4 Baruch, K., Rosenzweig, N., Kertser, A., Deczkowska, A., Sharif, A. M., Spinrad, A., ... & Schwartz, M. (2015). Breaking immune tolerance by targeting Foxp3+ regulatory T cells mitigates Alzheimer's disease pathology. *Nature communications*, 6, 7967.

5 Sharon, J. S., Deutsch, G. K., Tian, L., Richardson, K., Coburn, M., Gaudioso, J. L., ... & Mennes, M. (2019). Safety, tolerability, and feasibility of young plasma infusion in the plasma for Alzheimer Symptom Amelioration Study: a randomized clinical trial. *JAMA neurology*, 76(1), 35-40.

6 De Wall, S. L., Painter, C., Stone, J. D., Bandaranayake, R., Wiley, D. C., Mitchison, T. J., ... & DeDecker, B. S. (2006). Noble metals strip peptides from class II MHC proteins. *Nature chemical biology*, 2(4), 197-201.

7 Yoo, H. G., & Yoo, W. H. (2013). Acupuncture with Gold Thread for Osteoarthritis of the Knee. *New England Journal of Medicine*, 369(26), e37. https://www.nejm.org/doi/full/10.1056/nejmicm1202540

8 Ostrov, D. A., Alkanani, A., McDaniel, K. A., Case, S., Baschal, E. E., Pyle, L., ... & Garg, S. K. (2018). Methyldopa blocks MHC class II binding to disease-specific antigens in autoimmune diabetes. *The Journal of clinical investigation*, 128(5), 1888-1902.

9 Kim, K. S., Hong, S. W., Han, D., Yi, J., Jung, J., Yang, B. G., ... & Surh, C. D. (2016). Dietary antigens limit mucosal immunity by inducing regulatory T cells in the small intestine. *Science*, 351(6275), 858-863.

10 Kitagawa, Y., Ohkura, N., Kidani, Y., Vandenbon, A., Hirota, K., Kawakami, R., ... & Taniuchi, I. (2017). Guidance of regulatory T cell

development by Satb1-dependent super-enhancer establishment. *Nature immunology*, 18(2), 173-183.

11 Wedel, J., Bruneau, S., Liu, K., Kong, S. W., Sage, P. T., Sabatini, D. M., ... & Briscoe, D. M. (2019). DEPTOR modulates activation responses in CD4+ T cells and enhances immunoregulation following transplantation. *American Journal of Transplantation*, 19(1), 77-88.

12 Ali, N., Zirak, B., Rodriguez, R. S., Pauli, M. L., Truong, H. A., Lai, K., ... & Taravati, K. (2017). Regulatory T cells in skin facilitate epithelial stem cell differentiation. *Cell*, 169(6), 1119-1129.

13 Maj, T., Wang, W., Crespo, J., Zhang, H., Wang, W., Wei, S., ... & Lyssiotis, C. (2017). Oxidative stress controls regulatory T cell apoptosis and suppressor activity and PD-L1-blockade resistance in tumor. *Nature immunology*, 18(12), 1332-1341.

14 Overacre-Delgoffe, A. E., Chikina, M., Dadey, R. E., Yano, H., Brunazzi, E. A., Shayan, G., ... & Shuai, Y. (2017). Interferon-γ drives Treg fragility to promote anti-tumor immunity. *Cell*, 169(6), 1130-1141.

15 Christoffersson, G., Chodaczek, G., Ratliff, S. S., Coppieters, K., & von Herrath, M. G. (2018). Suppression of diabetes by accumulation of non-islet-specific CD8+ effector T cells in pancreatic islets. *Science immunology*, 3(21), eaam6533.

## 3장 노화, 마지막 과제

1 Hayflick, L. (2007). Biological aging is no longer an unsolved problem. *Annals of the New York Academy of Sciences*, 1100(1), 1-13.

2 Bulterijs, S., Hull, R. S., Björk, V. C., & Roy, A. G. (2015). It is time to

classify biological aging as a disease. *Frontiers In Genetics*, 6, 205.

3   Handbook of the Biology of Aging, 5th Edn., eds E. J. Masoro and S. N. *Austad* (SanDiego, CA:AcademicPress),445 – 456.

4   López–Otín, C., Blasco, M. A., Partridge, L., Serrano, M., & Kroemer, G. (2013). The hallmarks of aging. *Cell*, 153(6), 1194–1217.

5   "Genomic Instability(INESGEN)", http://www.genomic-instability.org

6   Li, J., Bonkowski, M. S., Moniot, S., Zhang, D., Hubbard, B. P., Ling, A. J., ... & Aravind, L. (2017). A conserved NAD+ binding pocket that regulates protein–protein interactions during aging. *Science*, 355(6331), 1312–1317.

7   Schultz, M. B., & Sinclair, D. A. (2016). Why NAD+ declines during aging: It's destroyed. *Cell metabolism*, 23(6), 965–966.

Scheibye–Knudsen, M., Mitchell, S. J., Fang, E. F., Iyama, T., Ward, T., Wang, J., ... & Mangerich, A. (2014). A high–fat diet and NAD+ activate Sirt1 to rescue premature aging in cockayne syndrome. *Cell metabolism*, 20(5), 840–855.

Singh, S., Makwana, D. K., Buckley, T., Agrawal, A., Koduru, S. V., & Tiwari, A. K. (2013). Clinical significance of PARP-1 inhibitors in cancer chemotherapy. *Trans Clin Bio*, 1(1), 10-15.

8   "Scientists unveil a giant leap for anti–aging", *ScienceDaily*, 2017 Mar 21, https://www.sciencedaily.com/releases/2017/03/170323141340.htm

9   "Critical step in DNA repair, cellular aging pinpointed". *ScienceDaily*, 2017 Mar 23, https://www.sciencedaily.com/releases/2017/03/170323150518.htm

10  Blythe, R. A., & MacPhee, C. E. (2013). The life and death of cells. *Physics*, 6, 129.

11 Vogel, G. (2000). In contrast to Dolly, cloning resets telomere clock in cattle. *Science*, 288(5466), 586-587.

12 Marron, J. "EPIGENETICS LIVING SMARTER", http://www.josephmaroon.com/epigenetics-living-smarter/; Caffo, M., Caruso, G., La Fata, G., Barresi, V., Visalli, M., Venza, M., & Venza, I. (2014). Heavy metals and epigenetic alterations in brain tumors. *Current genomics*, 15(6), 457-463.

13 Kaushik, S., & Cuervo, A. M. (2015). Proteostasis and aging. *Nature medicine*, 21(12), 1406-15.

14 Chang, J. T., Kumsta, C., Hellman, A. B., Adams, L. M., & Hansen, M. (2017). Spatiotemporal regulation of autophagy during Caenorhabditis elegans aging. *Elife*, 6, e18459.

15 Patel, A., Malinovska, L., Saha, S., Wang, J., Alberti, S., Krishnan, Y., & Hyman, A. A. (2017). ATP as a biological hydrotrope. *Science*, 356(6339), 753-756.

16 Allard, B., Longhi, M. S., Robson, S. C., & Stagg, J. (2017). The ectonucleotidases CD 39 and CD 73: novel checkpoint inhibitor targets. *Immunological reviews*, 276(1), 121-144.

17 Castellano, J. M., Mosher, K. I., Abbey, R. J., McBride, A. A., James, M. L., Berdnik, D., ... & Hinkson, I. V. (2017). Human umbilical cord plasma proteins revitalize hippocampal function in aged mice. *Nature*, 544(7651), 488-492.

18 Duyverman, A. M., Kohno, M., Duda, D. G., Jain, R. K., & Fukumura, D. (2012). A transient parabiosis skin transplantation model in mice. *Nature Protocols*, 7(4), 763-770.

19 López-Otín, C., Blasco, M. A., Partridge, L., Serrano, M., & Kroemer, G. (2013). The hallmarks of aging. *Cell*, 153(6), 1194-1217.

20 Fontana, L., Partridge, L., & Longo, V. D. (2010). Extending healthy life

span —from yeast to humans. *Science*, 328(5976), 321-326.

21 Harrison, D. E., Strong, R., Sharp, Z. D., Nelson, J. F., Astle, C. M., Flurkey, K., ... & Pahor, M. (2009). Rapamycin fed late in life extends lifespan in genetically heterogeneous mice. *Nature*, 460(7253), 392-395

22 Kauppila, T. E., Kauppila, J. H., & Larsson, N. G. (2017). Mammalian mitochondria and aging: an update. *Cell metabolism*, 25(1), 57-71.

23 Kujoth, G. C., Hiona, A., Pugh, T. D., Someya, S., Panzer, K., Wohlgemuth, S. E., ... & Morrow, J. D. (2005). Mitochondrial DNA mutations, oxidative stress, and apoptosis in mammalian aging. *Science*, 309(5733), 481-484.

24 Kujoth, G. C., Hiona, A., Pugh, T. D., Someya, S., Panzer, K., Wohlgemuth, S. E., ... & Morrow, J. D. (2005).
Trifunovic, A., Wredenberg, A., Falkenberg, M., Spelbrink, J. N., Rovio, A. T., Bruder, C. E., ... & Törnell, J. (2004). Premature ageing in mice expressing defective mitochondrial DNA polymerase. *Nature*, 429(6990), 417-423.

25 Yun, J., & Finkel, T. (2014). Mitohormesis. *Cell metabolism*, 19(5), 757-766.

26 López-Otín, C., Blasco, M. A., Partridge, L., Serrano, M., & Kroemer, G. (2013).

27 Baar, M. P., Brandt, R. M., Putavet, D. A., Klein, J. D., Derks, K. W., Bourgeois, B. R., ... & van der Pluijm, I. (2017). Targeted apoptosis of senescent cells restores tissue homeostasis in response to chemotoxicity and aging. *Cell*, 169(1), 132-147.

28 Zhang, Y., Kim, M. S., Jia, B., Yan, J., Zuniga-Hertz, J. P., Han, C., & Cai, D. (2017). Hypothalamic stem cells control ageing speed partly through exosomal miRNAs. *Nature*, 548(7665), 52-57

29 Martinez-Jimenez, C. P., Eling, N., Chen, H. C., Vallejos, C. A., Kolodziejczyk, A. A., Connor, F., ... & de la Roche, M. (2017). Aging increases cell-to-cell transcriptional variability upon immune stimulation. *Science*, 355(6332), 1433-1436.

30 Netea, M. G., Balkwill, F., Chonchol, M., Cominelli, F., Donath, M. Y., Giamarellos-Bourboulis, E. J., ... & Hotchkiss, R. (2017). A guiding map for inflammation. *Nature immunology*, 18(8), 826-831.

31 Baur, J. A., Pearson, K. J., Price, N. L., Jamieson, H. A., Lerin, C., Kalra, A., ... & Pistell, P. J. (2006). Resveratrol improves health and survival of mice on a high-calorie diet. *Nature*, 444(7117), 337-342.

32 Harrison, D. E., Strong, R., Sharp, Z. D., Nelson, J. F., Astle, C. M., Flurkey, K., ... & Pahor, M. (2009). Rapamycin fed late in life extends lifespan in genetically heterogeneous mice. *Nature*, 460(7253), 392.

33 Kaeberlein, M., Powers, R. W., Steffen, K. K., Westman, E. A., Hu, D., Dang, N., ... & Kennedy, B. K. (2005). Regulation of yeast replicative life span by TOR and Sch9 in response to nutrients. *Science*, 310(5751), 1193-1196.

Powers, R. W., Kaeberlein, M., Caldwell, S. D., Kennedy, B. K., & Fields, S. (2006). Extension of chronological life span in yeast by decreased TOR pathway signaling. *Genes & Development*, 20(2), 174-184.

Kapahi, P., Zid, B. M., Harper, T., Koslover, D., Sapin, V., & Benzer, S. (2004). Regulation of lifespan in Drosophila by modulation of genes in the TOR signaling pathway. *Current Biology*, 14(10), 885-890.

Vellai, T., Takacs-Vellai, K., Zhang, Y., Kovacs, A. L., Orosz, L., & Müller, F. (2003). Genetics: influence of TOR kinase on lifespan in C. elegans. *Nature*, 426(6967), 620.

34 Harrison, D. E., Strong, R., Sharp, Z. D., Nelson, J. F., Astle, C. M.,

Flurkey, K., ... & Pahor, M. (2009). Rapamycin fed late in life extends lifespan in genetically heterogeneous mice. *Nature*, 460(7253), 392-395.

35 Martin-Montalvo, A., Mercken, E. M., Mitchell, S. J., Palacios, H. H., Mote, P. L., Scheibye-Knudsen, M., ... & Schwab, M. (2013). Metformin improves healthspan and lifespan in mice. *Nature communications*, 4, 2192.

36 Solanas, G., Peixoto, F. O., Perdiguero, E., Jardí, M., Ruiz-Bonilla, V., Datta, D., ... & Sassone-Corsi, P. (2017). Aged stem cells reprogram their daily rhythmic functions to adapt to stress. *Cell*, 170(4), 678-692. Sato, S., Solanas, G., Peixoto, F. O., Bee, L., Symeonidi, A., Schmidt, M. S., ... & Sassone-Corsi, P. (2017). Circadian reprogramming in the liver identifies metabolic pathways of aging. *Cell*, 170(4), 664-677.

37 Solanas, G., Peixoto, F. O., Perdiguero, E., Jardí, M., Ruiz-Bonilla, V., Datta, D., ... & Sassone-Corsi, P. (2017).

38 Sato, S., Solanas, G., Peixoto, F. O., Bee, L., Symeonidi, A., Schmidt, M. S., ... & Sassone-Corsi, P. (2017).

39 López-Otín, C., Galluzzi, L., Freije, J. M., Madeo, F., & Kroemer, G. (2016). Metabolic control of longevity. *Cell*, 166(4), 802-821.

40 Guarente, L. (2013). Calorie restriction and sirtuins revisited. Genes & development, 27(19), 2072-2085.

## 4장 더 건강한 삶을 위해

1 Stanford, K. I., Lynes, M. D., Takahashi, H., Baer, L. A., Arts, P. J., May, F. J., ... & Chen, E. Y. (2018). 12, 13-diHOME: an exercise-induced lipokine that increases skeletal muscle fatty acid uptake. *Cell*

*metabolism*, 27(5), 1111-1120.

2  Lynes, M. D., Leiria, L. O., Lundh, M., Bartelt, A., Shamsi, F., Huang, T. L., ... & Baer, L. A. (2017). The cold-induced lipokine 12, 13-diHOME promotes fatty acid transport into brown adipose tissue. *Nature medicine*, 23(5), 631-637.

3  Adami, R., Pagano, J., Colombo, M., Platonova, N., Recchia, D., Chiaramonte, R., ... & Bottai, D. (2018). Reduction of movement in neurological diseases: effects on neural stem cells characteristics. *Frontiers in Neuroscience*, 12, 336.

4  Chekroud, S. R., Gueorguieva, R., Zheutlin, A. B., Paulus, M., Krumholz, H. M., Krystal, J. H., & Chekroud, A. M. (2018). Association between physical exercise and mental health in 1 · 2 million individuals in the USA between 2011 and 2015: a cross-sectional study. *The Lancet Psychiatry*, 5(9), 739-746.

5  Lessard, S. J., MacDonald, T. L., Pathak, P., Han, M. S., Coffey, V. G., Edge, J., ... & Goodyear, L. J. (2018). JNK regulates muscle remodeling via myostatin/SMAD inhibition. *Nature communications*, 9(1), 3030.

6  Niemiro, G. M., Allen, J. M., Mailing, L. J., Khan, N. A., Holscher, H. D., Woods, J. A., & De Lisio, M. (2018). Effects of endurance exercise training on inflammatory circulating progenitor cell content in lean and obese adults. *The Journal Of Physiology*, 596(14), 2811-2822.

7  Van Pelt, D. W., Guth, L. M., Wang, A. Y., & Horowitz, J. F. (2017). Factors regulating subcutaneous adipose tissue storage, fibrosis, and inflammation may underlie low fatty acid mobilization in insulin-sensitive obese adults. *American Journal of Physiology-Endocrinology and Metabolism*, 313(4), E429-E439.

8  Van Pelt, D. W., Guth, L. M., & Horowitz, J. F. (2017). Aerobic exercise elevates markers of angiogenesis and macrophage IL-6 gene

expression in the subcutaneous adipose tissue of overweight-to-obese adults. *Journal of Applied Physiology*, 123(5), 1150-1159.

9  Stefan, N., Schick, F., & Haering, H. U. (2017). Causes, characteristics, and consequences of metabolically unhealthy normal weight in humans. *Cell metabolism*, 26(2), 292-300.

10 "스마트폰이 부른 젊은 노안(老眼) 비타민으로 반사", 〈파이낸셜 뉴스〉 2017년 10월 19일 기사 http://www.fnnews.com/news/20171019 2017243844

11 "Presbyopia", http://eyewiki.aao.org/Presbyopia

12 문헌에서 확인하지는 못했지만, 점안액 치료제로 개발 중인 EV06의 원리를 생각하면 추정이 가능하다.

13 Dahl, A. A. "Presbyopia - Cause and Treatment", *Medscape*, https://emedicine.medscape.com/article/1219573-overview#a4

14 Pardue, M. T., & Sivak, J. G. (2000). Age-related changes in human ciliary muscle. *Optometry and Vision Science*, 77(4), 204-210.

15 Sheppard, A. L., & Davies, L. N. (2011). The effect of ageing on in vivo human ciliary muscle morphology and contractility. *Investigative Ophthalmology & Visual Science*, 52(3), 1809-1816.

16 Gerometta, R., & Candia, O. A. (2016). A decrease in the permeability of aquaporin zero as a possible cause for presbyopia. *Medical Hypotheses*, 86, 132-134.

Reichow, S. L., Clemens, D. M., Freites, J. A., Németh-Cahalan, K. L., Heyden, M., Tobias, D. J., ... & Gonen, T. (2013). Allosteric mechanism of water-channel gating by Ca 2+-calmodulin. *Nature structural & molecular biology*, 20(9), 1085-1092.

17 Olmedilla, B., Granado, F., Blanco, I., & Vaquero, M. (2003). Lutein, but not α-tocopherol, supplementation improves visual function in patients with age-related cataracts: a 2-y double-blind, placebo-

controlled pilot study. *Nutrition*, 19(1), 21-24.

18 Berendschot, T. T., Broekmans, W. M., Klöpping-Ketelaars, I. A., Kardinaal, A. F., van Poppel, G., & van Norren, D. (2002). Lens aging in relation to nutritional determinants and possible risk factors for age-related cataract. *Archives Of Ophthalmology*, 120(12), 1732-1737.

19 Walk, A. M., Edwards, C. G., Baumgartner, N. W., Chojnacki, M. R., Covello, A. R., Reeser, G. E., ... & Khan, N. A. (2017). The role of retinal carotenoids and age on neuroelectric indices of attentional control among early to middle-aged adults. *Frontiers In Aging Neuroscience*, 9, 183.

20 Liu, H., Huang, Y., & Jiang, H. (2016). Artificial eye for scotopic vision with bioinspired all-optical photosensitivity enhancer. *Proceedings of the National Academy of Sciences*, 113(15), 3982-3985.

21 "Fish, insects guide design for future contact lenses", *ScienceDaily*, https://www.sciencedaily.com/releases/2016/03/160314161259.htm

22 "Novartis to buy topical presbyopia treatment", *American Academy of Ophthalmology News Bulletin*, https://www.aao.org/headline/novartis-to-buy-topical-presbyopia-treatment

23 Cole, J. "Can an Eye Drop Eliminate Presbyopia?" *Review of Optometry*, https://www.reviewofoptometry.com/article/ro0617-can-an-eye-drop-eliminate-presbyopia

24 Bababekova, Y., Rosenfield, M., Hue, J. E., & Huang, R. R. (2011). Font size and viewing distance of handheld smart phones. *Optometry and Vision Science*, 88(7), 795-797.

"Encore Vision Announces Successful Phase I-II Study of Topical EV06 for the Treatment of Presbyopia", *PR Newswire*, http://prn.to/2z1u8VD

25 "Upcoming pharmaceutical treatments for presbyopia may prevent,

delay surgery", *Healio*, 2019 Jan 25, https://bit.ly/2DXramd

26 Cole, J. "Can an Eye Drop Eliminate Presbyopia?"

27 Renna, A., Vejarano, L. F., De la Cruz, E., & Alió, J. L. (2016). Pharmacological treatment of presbyopia by novel binocularly instilled eye drops: a pilot study. *Ophthalmology And Therapy*, 5(1), 63–73; Abdelkader, A., & Kaufman, H. E. (2016). Clinical outcomes of combined versus separate carbachol and brimonidine drops in correcting presbyopia. *Eye And Vision*, 3(1), 31.

# 신약의 탄생

초판 1쇄 발행   2020년 5월 22일
개정증보판 2쇄 발행   2024년 12월 23일

지은이          윤태진
책임편집        박선진 김은수
디자인          주수현 정진혁 윤철호

펴낸곳          (주)바다출판사
주소            서울 마포구 성지 1길 30 3층
전화            02-322-3885(편집), 02-322-3575(마케팅)
팩스            02-322-3858
E-mail          badabooks@daum.net
홈페이지        www.badabooks.co.kr

ISBN            979-11-6689-284-4 03510